Tamara Winkler

Ernährung in der Schwangerschaft

Das umfassende Schwangerschaft Kochbuch zur richtigen Ernährung in der Schwangerschaft mit vielen Tipps und gesunden, einfachen und leckeren Rezepten

Haftungsausschluss

Die Inhalte dieses Buches wurden mit größter Sorgfalt erstellt. Für die Richtigkeit, Vollständigkeit und Aktualität der Inhalte kann jedoch keine Gewähr übernommen werden. Der Inhalt des Buches repräsentiert die persönliche Erfahrung und Meinung der Autorin. Es wird keine juristische Verantwortung oder Haftung für Schäden übernommen, die durch kontraproduktive Ausübung oder durch Fehler des Lesers entstehen. Es kann auch keine Garantie auf Erfolg und/oder Genussübernommen werden. Dieses Buch enthält Links zu externen Webseiten, auf deren Inhalte die Autorin keinen Einfluss hat. Deshalb kann für diese fremden Inhalte auch keine Gewähr übernommen werden. Für die Inhalte der verlinkten Seiten ist stets der jeweilige Anbieter oder Betreiber der Seiten verantwortlich. Die verlinkten Seiten wurden zum Zeitpunkt der Verlinkung auf mögliche Rechtsverstöße überprüft. Rechtswidrige Inhalte waren zum Zeitpunkt der Verlinkung nicht erkennbar. Eine permanente inhaltliche Kontrolle der verlinkten Seiten ist jedoch ohne konkrete Anhaltspunkte einer Rechtsverletzung nicht zumutbar. Bei Bekanntwerden von Rechtsverletzungen werden wir derartige Links umgehend entfernen.

Ernährung in der Schwangerschaft

Das umfassende Schwangerschaft Kochbuch zur richtigen Ernährung in der Schwangerschaft

Mit vielen Tipps und gesunden, einfachen und leckeren Rezepten

Inhaltsverzeichnis

Vorwort

Eine Schwangerschaft ist ein Wunder der Natur, welches nicht selbstverständlich ist. Deshalb ist es für Eltern entscheidend, alles für den Nachwuchs zu tun. Im Gegensatz zum Vater muss sich die Mutter bereits früher mit Veränderungen beschäftigen, die nicht nur den Körper betreffen. Sushi, Alkohol oder auch Weichkäse sind für mindestens 9 Monate verboten, wobei Sie die Stillzeit nach der Geburt nicht vergessen dürfen. Doch heißt das ein Verzicht auf viele Ihrer Lieblingsspeisen?

Nein! Aber Sie sollten sich bewusst sein, dass Sie nur mit der Ernährung einen Einfluss auf den positiven Entwicklungserfolg Ihres Lieblings haben. Aus diesem Grund sind vielseitige und ausgewogene Lebensmittel für jede zukünftige Mutter wichtig. In diesem Buch erfahren Sie mehr zu einer idealen Ernährung in der Schwangerschaft und auf welche Lebensmittel Sie komplett verzichten sollten. Sie lernen die wichtigsten Nährstoffe für gesunde 9 Monate kennen, wozu sie gut sind und in welchen Nahrungsmitteln sie vorkommen. Im zweiten Teil stehen Ihnen 58 leckere und schmackhafte Rezepte zum Nachkochen zur Verfügung. Neben unterschiedlichen Hauptmahlzeiten mit vielen Nährstoffen finden Sie auch einige süße Nachspeisen als Nervennahrung. Für einen guten Start in den Tag erhalten Sie ein paar Frühstücksideen und die abwechslungsreichen Zwischenmahlzeiten dienen dem kleinen Hunger zwischendurch.

Ernährung in der Schwangerschaft

Endlich Schwanger und jetzt? Während sich viele Frauen mit Kinderwunsch bewusst sind, dass sich das Leben ab der Geburt verändern wird, unterschätzen sie die Schwangerschaft. Dabei müssen Symptome wie Morgenübelkeit, Müdigkeit oder schmerzende Brüste nicht zwingend dazu gehören. Was dagegen unausweichlich zutrifft, ist die Ernährungsumstellung. Damit Sie Ihren Sprössling ideal versorgen, lernen Sie einige wertvolle und abwechslungsreiche Lebensmittel kennen, von denen der Fötus die wichtigsten Nährstoffe erhält.

Gesunde Lebensmittel für werdende Mütter

Obwohl viele Mütter zuerst unsicher in Bezug auf die Ernährung sind, gibt es keinen Grund zur Sorge. Sie wissen eigentlich schon, was für Sie und Ihren Liebling ideal ist, denn Sie können sich an die gewöhnlichen Empfehlungen halten. Was früher noch mit der Ernährungspyramide dargestellt wurde, lässt sich auch in 6 Portionen einteilen.

6 Portionen Flüssigkeit

Der Mensch benötigt jeden Tag 6 Portionen Flüssigkeit wie Wasser, Saft oder Tee. Von zu viel Kaffee oder alkoholischen Getränken gilt es natürlich abzusehen, doch es muss nicht immer nur Wasser sein. Auch eine Suppe oder ein fruchtiger Milchshake erfüllen ihren Zweck. Für Schwangere ist es grundsätzlich empfehlenswert, mindestens 1,5 Liter am Tag aufzunehmen. Wer zu wenig trinkt, riskiert eine Dehydrierung. Das Blut wird dicker, sodass es langsamer fließt, was wiederum die Nährstoff- und Sauerstoffversorgung einschränkt.

5 Portionen Obst und Gemüse

Obst und Gemüse gehören zu den wichtigsten Lebensmitteln. Sie versorgen den Körper mit entscheidenden Nährstoffen, was schlussendlich auch dem Fötus nützt. Abgesehen von Vitaminen sind auch Mineralstoffe enthalten, die beispielsweise das Wachstum der Knochen oder des Gewebes unterstützen. Deshalb ist es empfehlenswert, in der Schwangerschaft und der Stillzeit pro Tag 2 Portionen Obst und 3 Portionen Gemüse zu essen. Je vielfältiger die Auswahl ist, desto wahrscheinlicher erhält der Körper alle benötigten Stoffe.

4 Portionen Getreide

Auch wenn Getreide oftmals viele Kalorien hat, was viele Schwangere von einem Verzehr abhält, ist ein kompletter Verzicht die falsche Lösung. Kartoffeln, Reis,

Brot oder Nudeln spenden Energie und beinhalten ebenfalls Nährstoffe wie zum Beispiel Vitamin B1 oder Magnesium. Gerade werdende Mütter können die Kraft gut gebrauchen, wobei der weibliche Körper den Fötus immer zuerst mit dem Nötigsten versorgt.

3 Portionen tierische Produkte

Täglich sind 3 Portionen von tierischen Lebensmitteln in Ordnung. Dazu zählen Milch, Milchprodukte, Fleisch, Fisch, Wurst oder Ei. Während die Milchprodukte Kalzium spenden, ist Fisch für die Omega-3-Fettsäure bekannt. Fleisch enthält viel Eisen, weshalb Schwangere mit einer vegetarischen oder veganen Lebensweise unbedingt auf einen Ausgleich durch Obst und Gemüse achten müssen. Viele tierische Lebensmittel enthalten aber viel Fett, weshalb nicht mehr Portionen davon empfehlenswert sind. Einzige Ausnahme ist hochwertiger Fisch, der für Schwangere mindestens einmal pro Woche auf der Speisekarte stehen sollte.

2 Portionen Öle und Fette

Butter, Margarine, Speiseöl, Bratfett, Mayonnaise, Nüsse und Ölsaate gehören alle zu den Fetten und Ölen, von denen täglich nur 2 Portionen erlaubt sind. Aber Vorsicht, denn auch Pommes, Chicken Nuggets und Sahne gehören zu einem kleinen Teil in diese Sparte. In der Schwangerschaft gibt es aber ein Lebensmittel, welches viele Ernährungsberater empfehlen – Nüsse. Sie gehören zwar zu den Fetten, sind aber kleine

Nährstoff-Bomben und unterstützen den Fötus in der Entwicklung.

1 Portionen Süßes und Salziges

Heißhunger-Attacken kennt jede werdende Mutter, denn sie gehören zur Schwangerschaft wie die regelmäßigen Arzttermine. Dabei kommt selten die Lust auf Brokkoli auf, sondern der Griff ins Naschregal fällt deutlich einfacher. Süßigkeiten, Gebäcke, salzige oder fettige Knabbereien wie Chips sind zwar gelegentlich erlaubt, allerdings in kleinen Mengen. 1 Portion pro Tag gilt hier als empfohlener Wert.

Wichtige Nährstoffe in der Schwangerschaft

Eine ausgewogene Ernährung mit vielen Nährstoffen, aber was heißt das genau? Jedes Lebensmittel enthält gewisse Nährstoffe wie Vitamine und Mineralien, welche der menschliche Körper benötigt. Einige davon sind beispielsweise für den Stoffwechsel entscheidend, während andere die Muskulatur oder den Knochenbau stärken. Somit sind sie auch essentiell für den Fötus, welcher sich in einem stetigen Wachstum befindet.

Vitamine

Vitamine sind Nährstoffe, welche der menschliche Körper nicht selber herstellen kann. Es bleibt keine andere Wahl, als sie über die Nahrung aufzunehmen. Dabei sind einige wichtiger als die anderen, wobei für werdende Mütter folgende Vitamine am bedeutendsten sind:

Vitamin A – Retinol

Bei einem Vitamin-A-Mangel kommt es beim Fötus zu einer eingeschränkten Lungenentwicklung, eventuellen Sehschwächen oder gar Nachtblindheit. Schwangere erkennen eine zu geringe Zufuhr von Retinol meist an einer Hautveränderung, die sich nicht mit Kosmetika begründen lässt. Wer von seinen Eltern bereits gehört hat, dass Karotten die Augen verbessern, hat hier den Beweis. Vitamin A unterstützt nicht nur die Augen, sondern auch die Schleimhäute, die Haut sowie die Lungen.

Dennoch ist Retinol auch heimtückisch, da durchaus die Gefahr einer Überdosis besteht. Besonders Lebern enthalten viel des Vitamins, weshalb Schwangere darauf verzichten sollten. Eine zu hohe Dosis kann zu Fehlbildungen des Fötus führen und die Risiken in der Schwangerschaft erhöhen. In anderen Lebensmitteln wie Obst und Gemüse ist die Retinol-Menge dagegen so gering, dass keine Gefahr besteht. Gerade in pflanzlichen Nahrungsmitteln kommt nämlich lediglich Beta-Carotin vor, das der Körper selbstständig umwandelt. Damit die Aufnahme besser funktioniert, empfehlen Ernährungsberater gleichzeitig eine kleine Menge eines Fettes zu essen. Als Vitamin-A-Bomben zeigen sich besonders:

Kürbis

Karotten

Spinat

Aprikosen

Eier

Brokkoli

Feldsalat

Tomaten

Paprika

Vitamin B1 – Thiamin

Das Vitamin B1 ist besonders im Nervenstoffwechsel beteiligt und sorgt für eine gute Weitergabe von Informationen. Gleichzeitig hilft es dem

Kohlenhydratstoffwechsel und der Verdauung. Es unterstützt den Aufbau von Zellen, weshalb es auch für das Herz eine wichtige Rolle spielt. Dabei gibt es aber Thiamin-Spender die nur leere Vitamine liefern und somit nur eine geringe Wirkung auf den Körper haben. Dazu gehört zum Beispiel Weißbrot, welches als Vollkorn-Variante um einiges gesünder ist. Daneben sind folgende Lebensmittel gegen einen Vitamin-B1-Mangel empfehlenswert:

Nüsse	Kartoffeln
Hülsenfrüchte	Spargeln
Fleisch	Spinat
Fisch	Sonnenblumenkerne
Haferflocken	Naturreis

Vitamin B2 – Riboflavin

Ähnlich wie Vitamin B1 ist auch Riboflavin für die Zellen nützlich, allerdings unterstützt das Vitamin die Zellatmung. Gleichzeitig hat es auch Einfluss auf das Wachstum der Haare und Nägel. Selbst die Haut ist auf das Vitamin B2 angewiesen, wobei es zusätzlich im Kohlenhydrat-, Eiweiß- und Fettstoffwechsel ein entscheidender Akteur darstellt. Somit ist die Bedeutung für das Wachstum des Ungeborenen enorm und ein Mangel würde eine verzögerte Entwicklung bis hin zu Komplikationen bewirken. Riboflavin kommt in vielen Milchprodukten und Gemüse vor:

Käse

Jogurt

Fisch

Vollkornprodukte

Salat

Spinat

Fleisch

Grünkohl

Brokkoli

Hefe

Vitamin B3 – Niacin

Beim Vitamin B3 handelt es sich um einen speziellen Nährstoff, weil ihn der Körper selbst herstellen kann. Allerdings ist die Produktion dermaßen gering, dass Menschen auf die Niacin-Zufuhr über die Ernährung angewiesen sind. Das Vitamin B3 hilft der Regeneration von Muskeln, Nerven, Haut und der DNA. Es ist bei der Verdauung beteiligt und wirkt bei der Bildung von Botenstoffen mit. Wie alle B-Vitamine ist es auch ein Teil des Stoffwechsels. Niacin kommt vermehrt in tierischen Produkten vor, weshalb Veganer und Vegetarier ein Auge darauf halten sollten. Zwar kommt das Vitamin B3 auch in pflanzlichen Nahrungsmitteln vor, allerdings ist der Anteil meist gering und wegen des pflanzlichen Ursprungs kann es der menschliche Körper schlechter aufnehmen. Für Schwangere bedeutete das einen erhöhten Verzehr von Lebensmitteln wie:

Fleisch

Fisch

Joghurt

Quark

Käse

Vitamin B6 – Pyridoxin

Vitamin B6 oder auch Pyridoxin kommt in diversen Produkten vor, was eine Aufnahme relativ einfach gestaltet. Es wirkt sich unter anderem auf die Nerven und die Sehkraft aus. Begünstigt aber auch den Haarwuchs und ist ebenfalls bei dem Kohlenhydrat-, Eiweiß- und Fettstoffwechsel beteiligt. Selbst auf die Herz- und Muskelleistung nimmt es Einfluss. Genauso wie die Mutter von einer erhöhten Zufuhr von Pyridoxin profitiert, so nützt ist es auch dem Fötus. Die große Auswahl an unterschiedlichen Lebensmitteln macht es jeder Schwangeren einfach, das Vitamin B6 aufzunehmen:

Fleisch

Fisch

Vollkornprodukte

Kartoffeln

Hülsenfrüchte

Bananen

Sojabohnen

Sprossen

Möhren

Müsli

Walnüsse

Avocados

Vitamin B7 – Biotin

Biotin ist vielen Leuten ein Begriff, da es für die Haut und das Haarwachstum wichtig ist. Auch die Fingernägel wachsen unter anderem, weil der Körper aus diversen Lebensmitteln das Vitamin B7 erhält. Als Vertreter der B-Vitamine hilft es zudem dem Fett-, Eiweiß- und Kohlenhydratstoffwechsel. Besonders wichtig ist dabei, dass Schwangere ihrem Körper regelmäßig Biotin zuführen. Der Körper kann es nicht wirklich speichern, weshalb folgende Nahrungsmittel alle paar Tage in die Gerichte von werdenden Müttern gehören sollten:

Eigelb

Hefe

Nüsse

Haferflocken

Sojabohnen

Ungeschälter Reis

Bananen

Vitamin B9 – Folsäure

Vitamin B9 ist besser unter dem Namen Folsäure bekannt und gerade für das Ungeborene äußerst entscheidend. Es unterstützt nämlich die Zellteilung und den Wachstumsprozess des Kindes, was abgesehen von der Schwangerschaft auch in der Stillzeit und in der kindlichen Entwicklung wichtig ist. Bei einem Folsäure-Mangel der werdenden Mutter ist das Risiko einer Fehlentwicklung groß. Das Problem bei einer Unterdosierung entsteht im Nervensystem, weil es ohne Vitamin B9 nicht gesund wachsen kann. Schwangere sollten daher fast das Doppelte der gewöhnlichen Menge zu sich nehmen. Weil allerdings der Körper trotz einer abwechslungsreichen Ernährung nicht genug aufnehmen kann, müssen fast alle werdenden Mütter Folsäure-Präparate einnehmen. Auf natürlicher Weise ist Vitamin B9 enthalten in:

Spinat
Grünkohl
Feldsalat
Brokkoli
Eier
Hülsenfrüchte
Tomaten
Orangen
Vollkornprodukte
Kräuter
Nüsse
Pilze
Bananen
Trauben
Kirschen

Vitamin B12 – Cobalamin

Wer sich vegan ernährt, muss meist auch Vitamin B12-Präparate einnehmen. Der bedeutende Nährstoff kommt vermehrt in tierischen Produkten vor und unterstützt unter anderem die Bildung von roten Blutkörperchen. Außerdem hilft Cobalamin beim Aufbau von Körpergewebe und beim Eiweiß- sowie Nervenstoffwechsel. Es ist essentiell für die Zellteilung, was eine entscheidende Rolle beim Wachstum des Ungeborenen spielt. Studien haben außerdem bewiesen, dass übermäßig viele Mütter mit einem Vitamin-B12-Mangel Schreibabys gebären. Da sich das wertvolle Vitamin auch positiv auf die Stimmungslage auswirkt, profitieren auch die Mütter von der Einnahme:

Eier

Milch

Joghurt

Käse

Quark

Fleisch

Fisch

Vitamin C – Ascorbinsäure

Das Vitamin C verbinden viele Menschen mit Zitronen, was tatsächlich als Eselsbrücke dienen kann Allerdings kommt die Ascorbinsäure in allen Zitrusfrüchten und vielen Gemüsesorten vor. Es dient dem Immunsystem, sodass Schwangere und Ungeborene besser gegen Infektionen geschützt sind. Zusätzlich ist Vitamin C auch gut für die Knochen und Zähne, da es unter anderem die Verwertung des Eisens unterstützt. Daneben kommt es auch im Gehirn vor und hilft dort, Erinnerungen aus dem Kurzzeit- ins Langzeitgedächtnis zu transferieren sowie zu speichern. Deshalb ist eine regelmäßige Einnahme von Lebensmitteln mit viel Ascorbinsäure wichtig:

Zitrusfrüchte

Paprika

Brokkoli

Rosenkohl

Grünkohl

Beeren

Kartoffeln

Kräuter

Tomaten

Melonen

Vitamin D – Cholecalciferol

Beim Vitamin D handelt es sich um einen speziellen Kandidaten, da eine Einnahme von Lebensmitteln nur wenig bringt. Knapp 90 Prozent der täglichen Menge sollte der Mensch durch die Sonne aufnehmen. Dabei produziert der Körper selbst den benötigten Stoff, indem die Strahlen auf die Haut treffen. Deshalb ist es gerade für Schwangere wichtig, täglich für mindestens 5 Minuten die Sonne zu genießen – natürlich nur mit einem starken und unschädlichen Sonnenschutz. Wer dagegen oft im Haus sitzt, ist auf zusätzliche Präparate angewiesen. Ein Vitamin-D-Mangel hat in erster Linie Auswirkungen auf den Fötus. So leidet die Gehirnentwicklung, die Regelung des Hormonhaushaltes, der Stoffwechsel und das Immunsystem darunter. Auch beim Knochenbau und der Härtung der Knochen spielt das Cholecalciferol eine wichtige Rolle, sodass einige Föten unter Knochenerweichung leiden. Weitere Risiken eines Mangels sind Frühgeburten, Infektionen der Atemwege und Schwangerschaftsdiabetes. Eine Ursache der vielen Gefahren ist unter anderem die Aufgabe des Vitamin D, bei der Aufnahme von Kalzium und Phosphor zu helfen. Fehlt es bei werdenden Müttern an Cholecalciferol, mangelt es auch an den zwei Mineralien. Wir bereits erwähnt, übernimmt die Sonne einen Großteil der Aufgabe, dennoch sind drei Nahrungsmittel mit Vitamin D empfehlenswert:

Meeresfisch

Pilze

Eigelb

Vitamin E – Tocopherol

Das Vitamin E unterstützt die Immunabwehr der werdenden Mutter und des ungeborenen Kindes. Es reduziert das Risiko, als Kleinkind an Asthma zu erkranken, wie Beobachtungsstudien ergaben. Tocopherol schützt auch die Zellen und hilft bei der Sauerstoffversorgung des Gewebes. Als Schutz-Vitamin ist eine regelmäßige Einnahme wichtig, wobei die Aufnahme wegen der großen Auswahl relativ einfach ist.

Rapsöl	Soja
Nüsse	Weizenkeime
Samen	Spinat
Butter	Brokkoli
Milch	

Mineralien

Abgesehen von den nützlichen Vitaminen benötigen Schwangere und Föten auch Mineralien, die der Körper allerdings auch selbst produziert. Allerdings reichen die körpereigenen Mengen in den seltensten Fällen aus, um den Körper mit genug Nährstoffen zu versorgen. Aus diesem Grund ist auch die Nahrung essentiell und besonders die Lebensmittel, in denen Mineralien wie Kalzium oder Magnesium vorkommen, können einen positiven Verlauf der Schwangerschaft unterstützen.

Eisen

Wohl jede Person hat schon einmal von Eisen gehört und viele Frauen leiden unter einem Mangel. Da es für den Sauerstofftransport lebensnotwendig ist, muss jeder Mensch genug davon aufnehmen. Tatsächlich kann ein Mangel zu Müdigkeit und Infektionsanfälligkeit führen. In der Schwangerschaft kann das zusätzlich auf das Gemüt schlagen, wobei grundsätzlich kein erhöhter Bedarf als sonst besteht. Schließlich setzt die Menstruation in der Zeit aus und der Körper kann das Eisen besser verwerten. Aus diesem Grund ist grundsätzlich keine zusätzliche Einnahme erforderlich. Allerdings kann sich in den routinemäßigen Abklärungen zeigen, dass ein Mangel besteht. In diesem Fall verordnet der Arzt zusätzliche Präparate. Nimmt die werdende Mutter die benötigte Menge an Eisen nicht auf, steigt das Risiko eines zu geringen Gewichts bei der Geburt. Deshalb sind eisenhaltige Lebensmittel wichtig.

Fleisch

Fisch

Weizenkleie

Kürbiskerne

Sojabohne

Sesam

Linse

Hirseflocken

Nüsse

Jod

Jod gehört zu einem der Mineralien, welches der Körper durch eine abwechslungsreiche Ernährung zwar aufnehmen kann, die Menge aber niemals ausreicht. Deshalb müssen Schwangere meist zusätzliche Präparate einnehmen, um den Bedarf zu decken. Allerdings sollten das alle werdenden Mütter zuerst mit dem Arzt besprechen. Sofern ein Mangel besteht, beeinflusst er die Produktion der Schilddrüsenhormone negativ. Außerdem schränkt das fehlende Jod das Wachstum des Fötus ein und auch das Nervensystem leidet darunter. Deshalb sollten alle Schwangere auf folgende Nahrungsmittel zurückgreifen:

Speisesalz mit Jod	Feldsalat
Schellfisch	Champignons
Garnelen	Meersalz
Miesmuscheln	Milch

Zink

Das Immunsystem und der Stoffwechsel sind auf Zink angewiesen. Es hilft beispielsweise bei der Produktion sowie Reparatur der DNA, was sich im Zellwachstum zeigt. Somit gehört es zu den wichtigsten Nährstoffen in der Schwangerschaft. Zink beschleunigt die Wundheilung und stärkt das Immunsystem. Deshalb sollten Frauen, welche schwanger werden möchten, bereits einige Wochen davor mit dem erhöhten Verzehr von zinkhaltigen Lebensmitteln beginnen.

Fleisch

Garnelen

Milch

Käse

Eier

Vollkornprodukte

Haferflocken

Hülsenfrüchte

Walnüsse

Sonnenblumenkerne

Kupfer

Kupfer unterstützt die Bildung von roten Blutkörperchen. Deshalb hängt es auch mit der Wundheilung und dem Blutzuckerspiegel zusammen. Bei einer werdenden Mutter beeinflusst es das Skelett, das Herz, das Nervensystem und die Blutgefäße des Ungeborenen. Außerdem hilft es einem gesunden Haarwachstum. Größtenteils ist eine ausreichende Zufuhr durch kupferhaltige Lebensmittel möglich, dazu zählen zum Beispiel:

Bananen

Cashewkerne

Sonnenblumenkerne

Kakaopulver

Weiße Bohnen

Sojabohnen

Kalzium

Viele verbinden Kalzium mit der Milch, allerdings gibt es andere Lebensmittel, die eine größere Menge des bedeutenden Minerals aufweisen. Die Knochen sind auf das Kalzium angewiesen und auch die Zähne bedienen sich davon. Des Weiteren unterstützt es den Aufbau von

Muskeln, Nerven und dem Herzen, was bereits in der frühen Schwangerschaft hilfreich ist. Selbst auf den Herzschlag wirkt es sich aus, sodass sich werdende Mütter auf ein gesundes Klopfen freuen können, sofern sie viele Lebensmittel essen wie:

Käse	Paranüsse
Grünkohl	(Mohn)
Brokkoli	Weiße Bohnen
Spinat	Sojabohnen
Beeren	Joghurt

Magnesium

Magnesium ist ähnlich wie Kupfer am Wachstum des Knochenbaus beteiligt. Zusätzlich baut und repariert es das Gewebe, was das Risiko einer Frühgeburt minimiert. Daneben steuert Magnesium den Blutzucker und somit die Insulinausschüttung. Eine ausreichende Versorgung hilft sowohl der Mutter als auch dem Kind und erhöht die Chance auf einen glücklichen Schwangerschaftsverlauf.

Vollkornbrot	Kakaopulver
Kürbiskerne	Spinat
Sonnenblumenkerne	Linsen
Brokkoli	Kartoffeln
Naturreis	Sojabohnen
Nüsse	Avocados

Omega-Fettsäure

Omega-3-Fettsäure

Ein weiterer und zugleich essentieller Nährstoff für ein gesundes Leben ist die Omega-3-Fettsäure. Sie unterstützt die Entwicklung des Gehirns und spendet dem Körper wichtige Energie. Die mehrfach ungesättigte Fettsäure trägt unter anderem zu einem normalen Cholesterinspiegel bei und übernimmt wichtige Rollen beim Herzen und der Sehkraft. Aus diesen Gründen ist ein Mangel bei werdenden Müttern eine Gefahr für den Fötus, da bleibende Schäden des Gehirns entstehen können. Auch das Risiko einer Frühgeburt ist deutlich erhöht. Bei Schwangeren zeigt sich der Omega-3-Fettsäuren-Mangel durch Muskelschwächen, Hautpro-blemen, Müdigkeit oder eine innere Unruhe. Weil die wichtige Fettsäure aber mehrheitlich in Fisch vorkommt, müssen Vegetarier, Veganer oder Frauen, die nicht gerne Meerestiere essen, auf andere Alternativen zurück-greifen. Zwar enthalten auch pflanzliche Öle oder Nüsse die Omega-3-Fettsäure, allerdings ist meist noch ein Zusatz in Form von Kapseln oder Tabletten nötig. Wer auf eine gute Zufuhr achten möchte, sollte folgende Lebensmittel verzehren:

Lachs	Walnussöl
Thunfisch	Rapsöl
Makrelen	Leinsamen
Sardellen	Walnüsse
Forellen	Avocados
Leinöl	Hirse

Aber Vorsicht!

Werdende Mütter müssen ihre Lebensmittel aber mit Bedacht wählen, denn einige könnten eine Gefahr darstellen. Dann ist ein komplettes Verbot sinnvoll, sodass Sie jeweils Ersatzprodukte dafür wählen sollten. Im Gegensatz dazu gibt es Esswaren und Getränke, die Sie zwar gelegentlich genießen dürfen, allerdings nur in einem gewissen Rahmen geeignet sind. Für eine gut verlaufende Schwangerschaft sollten Sie deshalb bei folgenden Nahrungsmitteln vorsichtig sein:

Rohe Produkte vom Tier

Alle rohen Produkte vom Tier sind für Schwangere verboten! Schlussendlich ist die Chance zu hoch, dass Salmonellen oder Listerien in den Körper gelangen. Das würde nicht nur für den Fötus, sondern besonders für die werdende Mutter ein erhöhtes Risiko darstellen. So ist ein Verzicht auf Weichkäse empfehlenswert, Sorten wie Emmentaler oder Gruyère sind dagegen kein Problem. Lediglich die einige Millimeter dicke Rinde muss weg, da sich die Bakterien während der Lagerung auch von außen auf den Käse absetzen können. Rohmilch und Produkte davon, welche unbehandelt sind, stellen ebenfalls eine erhöhte Gefahr dar. Doch auch das rohe Fleisch wie in Salami oder Rohschinken könnte Folgeschäden auslösen. Dazu zählt im Übrigen auch ungebratener Fisch wie Sushi, was Schwangere unter keinen Umständen essen dürfen. Auch das Frühstücksei muss einige Minuten länger in der Pfanne

liegen darf. Ein gut gekochtes oder durchgebratenes Ei stellt dagegen keine Gefahr dar. Was hier auch viele Frauen vergessen sind Nachspeisen mit rohen Eiern wie zum Beispiel ein Mousse oder ein Tiramisu. Zusammengefasst sollten Schwangere also auf rohe Produkte von Tieren wie Weichkäse, nicht durchgegartes Fleisch oder Ei komplett verzichten.

Leber

Auch wenn die Leber unter anderem ein perfekter Eisenlieferant darstellt, dürfen Schwangere im ersten Drittel nicht darauf zurückgreifen. Zwar enthalten Lebern viel Vitamin A, was zum Beispiel für das Zell- und Gewebewachstum wertvoll ist, eine zu große Zufuhr schadet allerdings dem Fötus. Deshalb sollten werdende Mütter im ersten Drittel komplett darauf verzichten und in den letzten zwei Dritteln der 9 Monate nur geringe Mengen aufnehmen.

Mohn

Bei Mohn ist kein vollkommener Verzicht nötig, sondern vielmehr eine bessere Qualität. Das Problem ist, dass es bei der Produktion meist zu Verunreinigungen kommt, sodass preiswert hergestellte Produkte gern Morphin enthalten. Dabei handelt es sich um ein Gift, welches sowohl für Schwangere als auch Ungeborene gefährlich sein kann. Aus diesem Grund ist eine gründliche Reinigung unter fließendem Wasser bei der Zubereitung von Mohn entscheidend. Bio-Mohn ist dagegen eine gute Alternative, die eine hohe Qualität und eine gute

Produktion verspricht. Trotzdem ist ein kurzes Abspülen empfehlenswert, um die höchste Sicherheit zu erreichen.

Lakritze

Wie gern naschen Schwangere auch einmal, sobald der Heißhunger wieder kommt. In den 9 Monaten sollten sie allerdings sparsam mit Lakritze umgehen. Die leckeren Süßigkeiten enthalten nämlich Glycyrrhizin, was beispielsweise Bluthochdruck auslöst. Außerdem warnen Ärzte vor negativen Auswirkungen auf die Entwicklung des Kindes. Aus diesem Grund sollten werdende Mütter möglichst darauf verzichten.

Koffeinhaltige und alkoholische Getränke

Fast alle Frauen wissen, dass koffeinhaltige Getränke während der Schwangerschaft nur in Maßen empfehlenswert sind. Tatsächlich können Wachmacher sogar Wachstumsstörungen auslösen, denn das Koffein gelangt problemlos bis zum Kind. Wer sich mehr als 8 Tassen Kaffee am Tag gewohnt ist, muss in der Schwangerschaft und Stillzeit drastisch reduzieren. Eine solche Menge erhöht das Risiko einer Früh- oder Fehlgeburt erheblich. Die Deutsche Gesellschaft für Ernährung empfiehlt ein Maximum von 3 Tassen pro Tag. Bei Tee dürfen es je nach Sorte auch eine bis zwei Tassen mehr, da weniger Koffein enthalten ist. Auf Energy-Drinks müssen werdende Mütter komplett verzichten, da der Koffeingehalt bereits sehr hoch ist. Zusätzlich sind fragwürdige Inhaltsstoffe und viel

Zucker im Wachmacher, dasselbe gilt im Übrigen auch für Cola. Alkohol wirkt dagegen wie Gift auf den Fötus, weshalb auch bei alkoholhaltigen Cocktails, Heißgetränken oder anderen Kreationen ein Verbot gilt.

Tipps und Tricks für gesunde 9 Monate

Sie wissen nun bereits, welche Lebensmittel in der Schwangerschaft geeignet oder sogar gewünscht sind. Auch die verbotenen oder in Maßen zu genießenden Produkte haben Sie kennengelernt. Somit steht einer gesunden und ausgewogenen Ernährung nichts mehr im Weg. Für ein gutes Gelingen noch einige weitere Tipps und Tricks:

- Sie benötigen in den ersten Monaten keine zusätzlichen Kalorien, dagegen steigt der Bedarf in den letzten Monaten auf etwa 300 Kilokalorien mehr pro Tag. Das heißt aber nicht, dass Sie doppelt so große Portionen essen müssen. Einzig bei gesunden Lebensmitteln mit vielen Nährstoffen dürfen sie zulangen und mehr essen.
- Somit sollte das Essen ausgewogen und vielseitig sein, sodass alle Nährstoffe gut abgedeckt sind. Außerdem können Sie so zukünftige Allergien vorbeugen, indem Ihr Liebling bereits im Bauch mit möglichst vielen unterschiedlichen Lebensmitteln in Kontakt kommt.
- Bei der Zubereitung sollten Sie darauf achten, dass Sie frische Produkte nicht zu lange lagern, denn dadurch verlieren sie wertvolle Nährstoffe. Kaufen Sie also möglichst frisch ein und kochen Sie schonend. Zu heißes Wasser kann Vitamine

zerstören, was zu einer geringeren Aufnahme davon führt.

- Eine gute Küchenhygiene ist das A und O, um den Krankheitserregern keine Chance zu bieten. Auch bei der Zubereitung des Fleisches ist es wichtig, dass keine anderen Lebensmittel damit in Kontakt kommen.
- Vollkornprodukte in jeglichen Ausführungen wie Nudeln oder Brot enthalten im Gegensatz zu den Weißmehl-Alternativen fast das Doppelte an Eisen, Magnesium und Ballaststoffen. Es ist eine gelungene Abwechslung und hilft Ihnen sowie Ihrem ungeborenen Kind.
- Einige Lebensmittel lassen sich ideal miteinander kombinieren, weil sie geschmacklich zusammenpassen und sich gegenseitig unterstützen. Dadurch nimmt Ihr Körper die essentiellen Nährstoffe besser auf.
- Zwischendurch dürfen Sie sich ruhig mit etwas Süßem belohnen. Selbst Kakaopulver enthält Kupfer und Magnesium, was Schwangere ebenfalls aufnehmen müssen. Zusätzlich schütten Sie nach dem Verzehr von Süßigkeiten mehr Glückshormone aus, das Ihrem Liebling ebenfalls zu Gute kommt.
- Es ist dringlich davon abzuraten, Nährstoffpräparate auf eigene Faust einzunehmen. Sprechen Sie sich immer mit Ihrem Arzt oder Ihrer Ärztin ab. Wenn Sie den Verdacht haben, an einem Mangel zu leiden, dann sind vor der Behandlung professionelle Abklärungen nötig.

Vegane oder vegetarische Lebensweise in der Schwangerschaft

Es gibt immer mehr Veganer und Vegetarier auf der ganzen Welt. Die Tendenz ist steigend, weshalb sich auch immer mehr Mütter mit der Frage nach tierischen Produkten in der Schwangerschaft auseinandersetzen müssen.

Vegetarisch durch die Schwangerschaft und Stillzeit

Ein Verzicht auf Fleisch bedeutet zwar, dass der Körper weniger Eisen, Jod und Folsäure aufnimmt, das Ungleichgewicht lässt sich aber einfach ausbügeln. In diesem Moment werden Milch und Milchprodukte wichtig, welche die nötigen Nährstoffe liefern. Auch Hülsenfrüchte, Vollkorngetreide, Obst und Gemüse gelten als wertvolle Eisenlieferanten, um den Fleischverzicht auszugleichen. Daneben sollten Vegetarier auch auf ausreichend Vitamin C achten und so beispielsweise Zitrusfrüchte zubereiten.

Allerdings ist die Aufnahme von Folsäure und Jod relativ schwierig, wenn der Körper kein Fleisch erhält. Auch Omega-3-Fettsäuren, die in Fisch vorkommen, könnten auf der Strecke bleiben. Schlussendlich kann das dazu führen, dass Zusatzpräparate nötig sind. Vor der Einnahme von Folsäure, Jod, Omega-3-Fettsäuren und Vitamin B12 ist es aber wichtig, mit einem Arzt über eine sinnvolle Dosierung zu sprechen. Meist gehen dem Gespräch Untersuchungen voraus, um einen möglichen Nährstoffmangel zu belegen.

Kompletter Verzicht auf tierische Produkte

Von einer veganen Lebensweise in der Schwangerschaft raten die Ärzte dagegen ab, denn werdende Mütter gehen damit ein hohes Risiko ein. Wer komplett auf tierische Nahrungsmittel verzichtet, erhält zu wenig Energie und auch die Eiweißzufuhr ist zu gering. Es kann zu einem Mangel von Jod, Omega-3-Fettsäuren, Zink, Eisen und Kalzium kommen. Doch auch grundlegende Vitamine wie B12, D oder Folsäure sind in zu geringen Mengen vorhanden, sodass der Fötus zu wenige Stoffe für ein gesundes Wachstum erhält. Allerdings leidet nicht nur das Ungeborene, denn dieses wird vom weiblichen Körper zuerst versorgt. Somit sind es oftmals die Mütter, welche die Auswirkungen bemerken und die Folgen der Mangelernährung spüren.

Speziell ist dabei das Vitamin B12, welches die Blutbildung, den Eiweiß- und Nervenstoffwechsel unterstützt. Es kommt lediglich in tierischen Produkten vor, weshalb Veganer das Vitamin oftmals als Präparat einnehmen müssen. Erhält der Fötus zu wenig davon, kann das zu schweren und dauerhaften Schädigungen des Nervensystems führen. Besonders betroffen sind Kinder von veganen Müttern, die schon länger unter dem B12-Mangel leiden. Schwangere, die auf tierische Produkte verzichten, müssen also Supplemente zu sich nehmen und die Nährstoffe auf diese Weise zuführen. Dazu ist aber immer die Absprache mit dem behandelnden Arzt nötig, der ebenfalls Untersuchungen zu Mängeln durchführt. Weiter ist auch die Unterstützung eines Ernährungsberaters empfehlenswert, der Sie persönlich in Bezug auf Ihren Nährstoffbedarf berät und Alternativen aufzeigen kann.

Fazit

Schwanger sein ist gar nicht so einfach! Dennoch sind gerade bei der Ernährung keine großen Umstellungen nötig, sofern Sie bereits davor eine gesunde Lebensweise pflegten. Körperliche Aktivitäten, viel Obst und Gemüse oder auch Spaziergänge an der Sonne sind während der Schwangerschaft wünschenswert. Selbst die täglich benötigte Menge verändert sich nicht:

- 6 Portionen Flüssigkeit
- 5 Portionen Obst und Gemüse
- 4 Portionen Getreide
- 3 Portionen tierische Produkte
- 2 Portionen Öle und Fette
- 1 Portion Süßes und Salziges

In jeder Portion stecken wichtige Nährstoffe, die sowohl Sie als auch der kleine Körper in Ihnen benötigt. So unterstützen beispielsweise alle B-Vitamine den Stoffwechsel und Eisen ist für den Sauerstofftransport verantwortlich. Die Omega-3-Fettsäure ist für die Gehirnentwicklung entscheidend, weshalb werdende Mütter viel Fisch verzehren sollten. Aber Vorsicht, denn einige Produkte sind verboten oder Sie sollten Sie nur in Maßen genießen:

- Rohe Produkte vom Tier
- Leber
- Mohn
- Lakritze
- Koffeinhaltige oder alkoholische Getränke

Von einer veganen Ernährung raten viele Ärzte ab, da der menschliche Körper einige Mineralien und Vitamine nur von tierischen Produkten erhält. In solchen Fällen sind dann meist Zusatzpräparate nötig, um das ungeborene Kind mit dem Nötigsten zu versorgen. Vegetarier sind meist besser gestellt, weil sie auch auf Milchprodukte zurückgreifen, sodass eine Schwangerschaft durchaus möglich ist. Solange Sie eine ausgewogene Ernährung verfolgen, von dem Richtigen das Doppelte essen und auf frische Produkte setzen, unterstützen Sie die Entwicklung Ihres Lieblings optimal.

58 herzhafte Rezepte

Haben Sie viele leckere Lebensmittel gesehen, aber keine Ideen für die Zubereitung? Dann folgen für Sie einige schmackhafte, deliziöse und köstliche Rezepte für Ihre Schwangerschaft. Vom Lamm-Sprossen-Wok bis hin zu Mocktails oder Nachspeisen finden Sie Anleitungen zum Nachkochen, die immer für 2 Personen gedacht sind.

Wohltuende Kräutersuppe mit Croutons

Nährstoffe:

- Möhren für Vitamin A, Magnesium und Kalzium
- Parmesan für Vitamin B12, Kalzium und Eisen
- Rapsöl für Vitamin E und Omega-3-Fettsäure

Zutaten:

1 Bund Kräuter wie Sauerampfer, Petersilie oder Brennnessel

2 Möhren

4 Frühlingszwiebeln

2 EL Rapsöl

40 g Hirsemehl

500 ml Gemüsebrühe

2 Scheiben altbackenes Brot

4 EL Schmand

2 EL geriebener Parmesan

Salz

Pfeffer

Zubereitung:

1. Kräuter und Frühlingszwiebeln waschen, dann Zwiebeln klein schneiden und Kräuter hacken.
2. Möhre schälen, schneiden und mit Zwiebeln etwa 3 Min. andünsten.
3. Hirsemehl zugeben und weiter dünsten, danach Gemüsebrühe unter ständigem Rühren zugießen.
4. 5 Min. kochen lassen, währenddessen Brot würfeln und goldbraun rösten. Mit selbst geriebenem Parmesan bestreuen und kurz schwenken.
5. Kräuter, Schmand, Pfeffer und Salz in die Suppe geben, dann pürieren. Nach Wunsch ein wenig Wasser beifügen und mit Käsecroutons servieren.

Ballaststoffreiche Polenta mit grünem Spargel

Nährstoffe:

- Polenta für Eiweiß und Magnesium
- Spargeln für Vitamin A, C, E und B
- Salz für Jod

Zutaten:

500 g grüner Spargel

1/2 Bund Petersilie oder Basilikum

70 g Polentagrieß

4 EL fettarmer Frischkäse

Jodsalz

Pfeffer

Zubereitung:

1. Spargeln waschen, das Ende abschneiden und im unteren Drittel schälen. 250 ml Wasser erhitzen, salzen und Spargeln etwa 8 Min. zugedeckt garen.
2. Kräuter waschen, Blättchen abzupfen und hacken.
3. Spargel aus dem Wasser nehmen und warm stellen.
4. Spargelsud bis 250 ml mit Wasser auffüllen, aufkochen und den Polentagrieß zugeben.
5. Frischkäse und Kräuter zugeben, alles salzen und pfeffern, dann bei geringer Hitze 5 Min. ausquellen lassen. Anschließend mit Spargel servieren.

Kleiner Lauchquiche mit Feta

Nährstoffe:

- Vollkornmehl für Vitamin B2, B6, B9, Zink und Magnesium
- Lauch für Eisen, Kalzium und Magnesium
- Feta für Vitamin A, B1, B2, B3, B12, D, Kalzium und Jod

Zutaten:

100 g Vollkornmehl

100 g Feta

4 EL Quark

3 EL Rapsöl

1 Strauch Lauch

1 Msp. Backpulver

Etwas Butter

Einige Stängel Thymian

Pfeffer

Salz

Zubereitung:

1. Mehl, Quark, 2 EL Rapsöl, Backpulver und wenig Salz zu Teig kneten.
2. Form mit Butter einfetten, Teig dünn auswallen und in die Form geben.
3. Lauch rüsten, in kleine Streifen schneiden und in restlichem Öl andünsten. 2 EL Quark zugeben, sobald Lauch zusammenfällt, dann salzen und pfeffern.
4. Masse auf den Teig geben, Feta würfeln und darüber verteilen.
5. Thymian waschen und trocknen. Dann Blättchen abzupfen und auf die Masse geben.
6. Im Ofen bei 180 Grad oder 160 Grad Umluft 25 Min. backen.

Frischer Kartoffelsalat mit schmackhaftem Lachs

Nährstoffe:

- Lachs für Omega-3-Fettsäure, Vitamin A, D, E, Jod, Kalzium und Magnesium
- Orange für Vitamin C, B1, B2 und B6
- Kartoffeln für Magnesium, Eisen, Vitamin B1, B2 und C

Zutaten:

500 g Kartoffeln

1 Romanesco

1 unbehandelte Orange

2 Lachsfilets

5 EL Rapsöl

1 TL Dillspitzen

3 EL Senf

Salz

Pfeffer

Zubereitung:

1. Kartoffeln in Wasser garen, in der Zwischenzeit Romanesco waschen und in kleine Stücke teilen.
2. Orange waschen, dünn abschälen und auspressen. Lachs mit 1/4 des Safts beträufeln und salzen.
3. Orangenschale mit Romanesco in 200 ml Wasser geben, salzen und 8 Min. kochen. Anschließend Romanesco herausnehmen und Orangenschale entsorgen.
4. Orangensaft, Pfeffer, Salz, 4 EL Rapsöl und 1 EL Senf mit restlichem Wasser verrühren. Bei Bedarf Wasser dazugeben.
5. Warme Kartoffeln pellen, schneiden und mit Dressing vermengen, dann Romanesco beimischen.
6. Restlicher Senf mit Dill verrühren und auf den Lachs geben. 1 EL Rapsöl in Pfanne erhitzen, Lachs auf jeder Seite 2 bis 3 Min. braten.

Vegetarischer Gemüsereis

Nährstoffe:

- Suppengemüse für Vitamin A, C, D, B1, B2, B6, Kalzium, Magnesium und Eisen
- Vollkornreis für Vitamin B1, B3, B5, B6 und E
- Kümmel für Kalzium, Eisen und Vitamin B1, B2 sowie B6

Zutaten:

300 g Suppengemüse

2 EL Rapsöl

120 g Vollkornreis

1/2 TL Gelbwurz

1/2 TL Kreuzkümmel

30 g Parmesan

Pfeffer

Salz

Zubereitung:

1. Suppengemüse waschen, dann Petersilie hacken und Lauch in Ringe schneiden. Möhren und Sellerie schälen und würfeln.
2. Rapsöl in einem Topf erhitzen und das Gemüse für 1 Min. andünsten.
3. Danach Reis zufügen und unter ständigem Rühren 1 Min. weiter dünsten.
4. Anschließend mit 300 ml Wasser ablöschen, aufkochen und mit wenig Hitze 30 Min. garen. Bei Bedarf ein wenig Wasser zugeben.
5. Nun fertigen Reis würzen und weitere 5 Min. ziehen lassen, dann Parmesan unterheben und servieren.

Zarte Hühnerbeine mit Gemüse

Nährstoffe:

- Hühnchen für Vitamin B1, B2, B3, B6, B12, Eisen und Zink
- Champignons für Vitamin B9 und D
- Frühlingszwiebeln für Vitamin C, E, Kalzium und Eisen

Zutaten:

1 Bio-Zitrone

1 Knoblauchzehe

1 Bund Frühlingszwiebeln

2 Hühnerbeine

1 EL Rapsöl

500 g Champignons

1 Lorbeerblatt

1 EL Mehl

Salz

Pfeffer

Zubereitung:

1. Zitrone waschen, dann in dünne Spalten schneiden. Knoblauchzehe schälen und hacken, dann Zwiebeln von Wurzeln befreien und in Ringe schneiden.
2. Hühnerbeine salzen und pfeffern, nun im Rapsöl anbraten.
3. Danach Knoblauch, Zwiebeln, Zitrone und Lorbeer zugeben und 15 Min. zugedeckt schmoren. Bei Bedarf Wasser beifügen.
4. Champignons mit Küchenpapier reinigen und zum Hähnchen geben.
5. 200 ml Wasser mit Mehl anrühren, in den Hähnchen-Topf geben und aufkochen lassen. Anschließend mittlere Hitze wählen, dann 10 Min. zugedeckt garen.
6. Mit Pfeffer und Salz abschmecken und servieren.

Milder Kartoffelsalat mit rohen Spargeln

Nährstoffe:

- Avocado für Omega-3-Fettsäure, Vitamin C, B, E, Kupfer und Magnesium
- Spargel für Vitamin A, C, E und B
- Joghurt für Vitamin B3, B12 und Kalzium

Zutaten:

200 g Kartoffeln

1 Zitrone

1 Avocado

160 g Portulak

2 EL Tahin

200 g Joghurt

Salz

Pfeffer

400 g Spargel

Zubereitung:

1. Kartoffeln waschen und in Salzwasser 20 bis 30 Min. garen, dann kalt abschrecken, pellen und würfeln.
2. Fruchtfleisch der Avocado aus der Schale entnehmen und klein schneiden, danach mit frisch gepresstem Zitronensaft beträufeln.
3. Weiße oder grüne Spargeln schälen, die Enden entfernen und in 1 cm lange Stücke schneiden.
4. Portulak waschen und trocken schütteln, dann mit Spargeln, Kartoffeln und Avocado mischen.
5. Tahin und Joghurt mit restlichem Zitronensaft vermengen und mit Pfeffer sowie Salz würzen. Dressing über den Salat geben und servieren.

Fischfilet mit Paprika-Couscous

Nährstoffe:

- Fisch für Omega-3-Fettsäure, Vitamin B12 und Jod
- Paprika für Vitamin A, B und C
- Couscous für Folsäure, Kalium und Vitamin B3

Zutaten:

2 Paprikaschoten

1 Stange Lauch

4 EL Rapsöl

160 g Couscous

400 g Schellfischfilet

2 TL Kurkuma

1 TL Paprikapulver

Salz

Zubereitung:

1. Paprika waschen, rüsten und klein würfeln. Lauch rüsten, waschen und in Ringe schneiden.
2. 2 EL Öl in einem Topf erhitzen, Paprika und Lauch zugeben, alles 3 Min. anbraten.
3. Couscous und 320 ml Wasser zugeben, aufkochen und neben dem Herd 10 Min. quellen lassen.
4. Couscous mit Paprikapulver und Salz abschmecken.
5. Fisch in Salz und Kurkuma wenden. Danach im restlichen Öl jeweils 3 bis 4 Min. braten.

Grünkohl-Risotto mit gesunden Perlgraupen

Nährstoffe:

- Graupen für Magnesium und Kupfer
- Grünkohl für Vitamin A, E und B9
- Muskatnuss für Kalzium, Eisen, Magnesium und Zink

Zutaten:

400 g gefrorener Grünkohl

1 Zwiebel

1 EL Rapsöl

140 g Perlgraupen

500 ml Brühe

50 g Emmentaler

2 EL Schmand

Muskatnuss

Pfeffer

Salz

Zubereitung:

1. Grünkohl aus Gefrierfach nehmen und antauen lassen.
2. Zwiebel schälen, fein würfeln und im Rapsöl anbraten. Danach Graupen zugeben und glasig dünsten.
3. Brühe zugeben, mit Gewürzen abschmecken und 30 Min. zugedeckt garen.
4. Sobald die Flüssigkeit aufgesaugt ist, Grünkohl beimischen und weitere 50 Min. garen.
5. Emmentaler reiben und beigeben, alles aufkochen und Schmand unterziehen.
6. Am Schluss abschmecken und servieren.

Zartweizen-Bohnensalat mit gekochtem Schinken

Nährstoffe:

- Zartweizen für Vitamin B1 und E
- Bohnen für Vitamin C, B9 und Zink
- Schinken für Vitamin B12, Eisen und Zink

Zutaten:

60 g Zartweizen

4 EL Rapsöl

2 EL Balsamico-Essig

80 g Radicchio

40 g gekochter Schinken

250 g grüne Bohnen

Ein wenig Bohnenkraut

1 Zwiebel

2 Lorbeerblätter

Salz

Pfeffer

Zubereitung:

1. Weizen für 1 Min. in Topf erhitzen, dann 120 ml Wasser, Salz und Lorbeerblätter zugeben. Bei kleiner Hitze für etwa 15 Min. kochen.
2. Bohnen und Bohnenkraut waschen, die Enden jeweils entfernen.
3. Zwiebeln schälen und fein würfeln, mit Bohnen, Bohnenkraut und 2 EL Rapsöl andünsten. Gewürze zugeben und 15 Min. schmoren lassen.
4. Radicchio waschen und in Streifen schneiden, auch gekochten Schinken so verarbeiten.
5. Gemüse und Weizen in eine Schüssel mit 2 EL Rapsöl und Essig geben und mischen. Ein letztes Mal abschmecken, Radicchio und Schinken zugeben und servieren.

Aromatisch Kürbissuppe mit Rinderfilet

Nährstoffe:

- Kürbis für Vitamin A, C und E
- Rind für Eisen, Zink und Vitamin B12
- Soja für Vitamin B1, B6 und E

Zutaten:

300 g Hokkaido-Kürbis

100 g Kartoffeln

1 Zwiebel

4 EL Rapsöl

2 TL Tomatenmark

400 ml Gemüsebrühe

100 g Rinderfilet

1 TL Senf

Sojasauce

2 EL Sojacreme

Currypulver

Pfeffer

Salz

Zubereitung:

1. Kürbis waschen, Kerne entfernen und Fruchtfleisch grob würfeln.
2. Kartoffeln waschen, schälen und zu groben Spänen raspeln.
3. Zwiebeln schälen und in kleine Würfel schneiden.
4. 2 EL Rapsöl erhitzen und Zwiebel andünsten, dann Kürbis, Kartoffeln, Tomatenmark und Curry beifügen. Nach dem Andünsten mit Gemüsebrühe ablöschen und ca. 15 Min. garen.
5. Rindfleisch dünn schneiden und mit 2 EL Rapsöl, Senf und Sojasauce marinieren.
6. Gemüse pürieren, mit Salz, Sojacreme und Pfeffer abschmecken, dann Filets in die Suppe geben.
7. Rindfleisch 2 Min. ziehen lassen, anschließend servieren.

Köstlicher Lamm-Sprossen-Wok mit Kürbis

Nährstoffe:

- Kürbis für Vitamin A, C und E
- Lamm für Vitamin E, B und Magnesium und Kalzium
- Sojasprossen für Vitamin B, C, Eisen, Kalzium, Zink und Magnesium

Zutaten:

250 g Lammsteak

400 g Hokkaido-Kürbis

100 g Frühlingszwiebel

200 g Sojasprossen

100 g Rucola

2 EL Rapsöl

Sojasauce

Ingwer

2 Scheiben Vollkornbrot

Salz

Pfeffer

Zubereitung:

1. Lammfleisch in Streifen schneiden.
2. Kürbis waschen, Kerne entfernen und Fruchtfleisch klein würfeln.
3. Frühlingszwiebeln waschen und in Ringe schneiden.
4. Sprossen und Rucola waschen, dann 2 cm langes Stück Ingwer schälen und hacken.
5. Rapsöl in Wok erhitzen, Fleisch scharf anbraten. Danach mit Salz und Pfeffer würzen, herausnehmen und in Alufolie wickeln.
6. Kürbis und Frühlingszwiebeln im Wok braten, ein wenig Wasser beifügen und 8. Min kochen lassen.
7. Danach Sojasprossen und Ingwer zugeben und kurz weiterbraten. Anschließend Rucola zugeben und mit Sojasauce, Salz und Pfeffer würzen.
8. Auf dem Teller mit dem Fleisch servieren und mit Vollkornbrot essen.

Rindfleisch-Salat mit Himbeeren

Nährstoffe:

- Himbeeren für Vitamin B, C, Kalzium, Magnesium und Eisen
- Rind für Eisen, Zink und Vitamin B12
- Granatapfelsaft für Vitamin C, B, Eisen und Kalzium

Zutaten:

100 g gefrorene Himbeeren

2 Möhren

8 Champignons

2 Radicchio

Ingwer

300 g Rindfleisch

2 EL Sesam

4 EL Rapsöl

10 EL Granatapfelsaft

2 Vollkornbrötchen

Salz

Pfeffer

Zubereitung:

1. Himbeeren auftauen lassen.
2. Möhren waschen, schälen und mit geeigneter Reibe dünne Streifen machen. Danach Champignons putzen, Stiele ausdrehen und hacken, die Köpfe dünn raspeln.
3. Radicchio in Stücke zupfen, zum Gemüse in die Schale geben.
4. 2 cm Stück Ingwer schälen und durch Knoblauchpresse drücken, dann zu Himbeeren geben.
5. Rindfleisch in dünne Streifen schneiden, würzen und in Sesam wälzen. In 2 EL heißem Rapsöl etwa 4 Min. anbraten. Danach auf dem Salat anrichten.
6. Fond mit Granatapfelsaft ablöschen, danach Beeren und Ingwer mit 2 EL Rapsöl beifügen. Mit Salz und Pfeffer würzen, über den Salat geben und servieren.

Nährstoffreiches Mandel-Risotto mit Erbsen

Nährstoffe:

- Mandeln für Vitamin B2, E, Magnesium und ungesättigte Fettsäuren
- Risotto für Vitamin A, E, B und Kalzium
- Erbsen für Eisen, Kalzium, Magnesium, Vitamin A, B, C und E

Zutaten:

300 g Erbsen

30 g Mandeln

2 EL Rapsöl

150 g Risottoreis

500 ml Gemüsebrühe

15 g Parmesan

1 Bund Minze

1 Bund Basilikum

50 ml Milch

Salz

Pfeffer

Zubereitung:

1. Mandeln fein hacken und gleichzeitig Rapsöl in einem Topf erhitzen.
2. Risottoreis mit Mandeln für 3 Min. andünsten, dann mit Gemüsebrühe ablöschen und zugedeckt 25 Min. kochen lassen.
3. In der Zwischenzeit Parmesan reiben und Kräuter waschen, danach Blätter abzupfen und hacken.
4. Anschließend Erbsen waschen mit Kräutern und zum Reis geben, alles 3 Min. ziehen lassen.
5. Zum Schluss Parmesan und Milch unterrühren, mit Salz und Pfeffer abschmecken.

Köstliche Schwarzwurzelsuppe

Nährstoffe:

- Schwarzwurzeln für Magnesium, Kalzium, Eisen und B-Vitamine
- Sahne für Vitamin A, B, C, D, E und Kalzium
- Muskatnuss für Kalzium, Eisen, Magnesium und Zink

Zutaten:

1 unbehandelte Zitrone

300 g Schwarzwurzeln

4 Msp. Johannisbrotkernmehl

100 ml Sahne

Muskatnuss

Pfeffer

Salz

Zubereitung:

1. Zitrone waschen, Schale in Spiralen abschälen und auspressen.
2. Zitronenschale mit 2 EL Saft und 400 ml Wasser mischen.
3. Schwarzwurzeln waschen, schälen und in Stücke schneiden.
4. Danach ins Zitronenwasser legen, mit Salz, Pfeffer und Muskatnuss würzen und aufkochen. Anschließend bei kleiner Hitze 20 Min. garen lassen.
5. Zitronenschale entsorgen, dann Johannisbrotkernmehl sowie Sahne in den Sud geben und pürieren. Nochmals für 2 Min. aufkochen, abschmecken und servieren.

Karamellisierte Möhren mit Curry-Couscous

Nährstoffe:

- Möhren für Vitamin A, Magnesium und Kalzium
- Couscous für Folsäure, Kalium und Vitamin B3
- Soja für Vitamin B1, B6 und E

Zutaten:

600 g Möhren

2 EL Mandelstifte

140 g Couscous

2 EL Rosinen

2 TL Rohrzucker

4 TL Sojasauce

4-6 EL Joghurt

1 TL Currypulver

Prise Cayennepfeffer

Salz

2 EL Rapsöl

Zubereitung:

1. Möhren schälen und in 5 cm lange Stifte schneiden.
2. Mandeln in Topf leicht anrösten, Couscous und Rosinen zugeben und mit 400 ml Wasser aufkochen. Curry, Cayennepfeffer und Salz beifügen, dann Couscous bei geringer Hitze ausquellen lassen.
3. Rapsöl erhitzen, Möhren 5 Min. andünsten, dann Rohrzucker beigeben. Bei bräunlicher Farbe mit Sojasauce ablöschen und zugedeckt 5 Min. kochen. Bei Bedarf ein wenig Wasser zugeben.
4. Couscous und Möhren mit Joghurt servieren.

Klassisches Schweine-geschnetzeltes mit Spätzle

Nährstoffe:

- Schwein für Eisen, Zink, Vitamin B, A und E
- Paprika für Vitamin A, B und C
- Vollkornspätzle für Vitamin B2, B6, B9, Zink und Magnesium

Zutaten:

300 g Schweinehackensteak

1 Zwiebel

2 Paprikaschoten

1 EL Rapsöl

100 ml Gemüsebrühe

100 ml Tomatenpassata

200 g Vollkornspätzle

2 EL Sahne

Jodsalz

Pfeffer

Rosmarin

Thymian

Paprikapulver

Zubereitung:

1. Zwiebeln schälen und mit Paprika in Streifen schneiden.
2. Schweinefleisch auch in Streifen schneiden.
3. Schweinesteaks im heißen Rapsöl anbraten, dann beiseite stellen.
4. Danach Zwiebeln andünsten und mit Paprika 5 Min. weiter dünsten.
5. Fleisch beifügen und mit Brühe sowie Tomatenpassata angießen, anschließend Sahne zugeben.
6. Mit Salz, Paprikapulver, Rosmarin, Thymian und Pfeffer würzen, dann alles 5 Min. garen.
7. Vollkornspätzle im Salzwasser garen und mit Paprika-Fleisch servieren.

Vorzügliche Schweinemedaillons mit Karotten-Linsen

Nährstoffe:

- Schwein für Eisen, Zink, Vitamin B, A und E
- Linsen für Vitamin B, E, Eisen, Zink, Kupfer und Magnesium
- Milch und Sahne für Vitamin A, B, C, D, E und Kalzium

Zutaten:

100 g Berglinsen

300 g Schweinefilet

2 große Karotten

1 Stange Lauch

1 Zwiebel

2 Pimentkörner

1/4 TL Koriandersaat

1/4 TL Senfsaat

3 EL Rapsöl

1 TL Honig

50 ml Apfelsaft

1 Zitrone

1 EL Mehl

100 ml Milch

100 ml Sahne

1 TL Senf

1 Kasten Kresse

Salz

Pfeffer

Zubereitung:

1. Linsen in genug Wasser garen, danach abgießen.
2. Karotten schälen, waschen und würfeln. Lauch waschen und in Ringe schneiden. Zwiebeln schälen, eine Hälfte in Streifen schneiden und die andere Hälfte beiseite stellen.
3. Koriandersaat, Senfsaat, Pimentkörner, Salz und Pfeffer in Mörser geben und zerdrücken.
4. 1 EL Rapsöl in Topf erhitzen und Zwiebeln darin andünsten. Lauch und Karotten beifügen und weitere 5 Min. dünsten.
5. Danach Honig und zerdrückte Gewürze zugeben und alles karamellisieren. Anschließend mit Apfelsaft ablöschen, dann die Linsen darunterheben und mit Salz, Pfeffer sowie Zitronensaft abschmecken.
6. Restliche Zwiebeln fein hacken und in 1 EL Rapsöl glasig dünsten. 1 EL Mehl beifügen und unter Rühren Milch angießen. Alles 5 Min. kochen, nun Sahne zugeben und mit Salz, Pfeffer sowie Senf abschmecken.
7. Kresse waschen und zur Sauce geben.
8. Schweinefilet in 6 Medaillons schneiden und im restlichen Öl beide Seiten je 6 Min. anbraten. Abschließend mit Salz und Pfeffer würzen.

Zarte Hähnchenbrust mit Spitzkohl und Hirse-Risotto

Nährstoffe:

- Hühnchen für Vitamin B1, B2, B3, B6, B12, Eisen und Zink
- Hirse für Zink, Magnesium, Kalzium, Vitamin B1 und B5
- Spitzkohl für Vitamin A, C, B und D

Zutaten:

250 g Hähnchenbrustfilet

1 Zweig Thymian

1 Zweig Rosmarin

1 Knoblauchzehe

1 TL Honig

1 Schalotte

150 g Hirse

50 ml Traubensaft

400 ml Gemüsebrühe

1 kleiner Spitzkohl

100 ml Sahne

1 EL Zitronensaft

2 EL Rapsöl

100 ml Milch

100 g Weintrauben

Rosa Pfefferbeeren

Pfeffer

Salz

Zubereitung:

1. Thymian waschen und Blättchen abzupfen. Danach Knoblauch schälen, fein hacken und mit Thymian, Honig, frisch gepresstem Zitronensaft, etwas Pfeffer und 1 EL Rapsöl mischen.
2. Hähnchenbrustfilet in Streifen schneiden und mit Thymian-Knoblauch-Marinade einstreichen, dann für 20 Min. in den Kühlschrank stellen.
3. Schalotte abziehen und fein hacken. Rosmarin waschen, trocknen und fein hacken. Beides mit 1 EL Rapsöl bei mittlere Hitze andünsten.
4. Hirse zu Schalotten geben und unter Rühren dünsten. Mit Traubensaft ablöschen und bei mittlere Hitze einkochen.
5. Anschließend Gemüsebrühe beifügen, bis Hirse gedeckt ist und weiter einkochen lassen. Ständig neue Flüssigkeit beifügen, bis die gesamte Gemüsebrühe aufgebraucht ist.
6. Danach Hirse für 20 Min. quellen lassen, regelmäßig umrühren und zum Schluss mit Pfeffer sowie Salz abschmecken.
7. Spitzkohl waschen, äußere Blätter und Strunk entfernen und in Streifen schneiden.
8. 1 EL Rapsöl erhitzen und Spitzkohl darin andünsten. Nun Milch und Sahne beifügen und 5 Min. kochen.
9. Trauben waschen, halbieren und eventuell entkernen. Dann zu dem Spitzkohl geben und mit Pfefferbeeren, Salz und Pfeffer abschmecken.
10. Abschließend geschnittene Hähnchenbrust anbraten und mit Hirse-Risotto servieren.

Kartoffel-Kräuterpüree mit frisch gemachten Frikadellen

Nährstoffe:

- Kartoffeln für Magnesium, Eisen, Vitamin B1, B2 und C
- Basilikum für Vitamin A, B, Magnesium und Kalzium
- Sauerkraut für Vitamin C, B9, B12, Magnesium, Kalzium und Kalium

Zutaten:

300 g Kartoffeln

300 g Dosen-Weinsauerkraut

100 g Sahne

2 Scheiben Weißbrot

1 Schalotte

250 g Rinderhackfleisch

1 TL Senf

1 Ei

3 EL Semmelbrösel

1 EL Rapsöl

125 ml Milch

1 EL Butter

4 Zweige Basilikum

Rosa Pfefferbeeren

Salz

Pfeffer

Paprikapulver

Majoran

Zubereitung:

1. Zuerst Kartoffeln schälen, waschen, würfeln und im Salzwasser etwa 20 Min. weich garen.
2. Weinsauerkraut abgießen, in einem Topf erwärmen und Sahne beifügen. Nun alles bei kleiner Hitze für 10 Min. garen.
3. In der Zwischenzeit Weißbrot brechen und 5 Min. in Wasser einweichen, danach ausdrücken.
4. Schalotten schälen und hacken.
5. Hackfleisch in eine Schüssel geben, mit Weißbrot, Schalotten, Senf, Ei und Semmelbrösel vermengen. Mit Salz, Pfeffer, Paprikapulver und Majoran abschmecken.
6. Anschließend 4 bis 6 Frikadellen formen und in Rapsöl etwa 7 Min. braten. Danach abtropfen lassen und beiseite stellen.
7. Weiche Kartoffeln mit einem Stampfer verarbeiten, Milch mit Butter in einem Topf erhitzen und danach die Kartoffeln unterrühren. Bei Bedarf mit Salz und Pfeffer würzen.
8. Basilikum waschen, dann fein hacken und zum Kartoffelpüree geben.
9. Weinsauerkraut mit Pfeffer, Salz und zerstoßener rosa Pfefferbeere würzen und gemeinsam mit Frikadellen sowie Kartoffelpüree servieren.

Bandnudeln mit leckerer Lachs-Sauce

Nährstoffe:

- Lachs für Omega-3-Fettsäure, Vitamin A, D, E, Jod, Kalzium und Magnesium
- Vollkornnudeln für Vitamin B2, B6, B9, Zink und Magnesium
- Zwiebeln für Vitamin C, B und Kalium

Zutaten:

250 g Vollkorn-Bandnudeln

1 Zwiebel

1 Bund grüner Spargel

2 Lachsfilets

1 EL Olivenöl

150 ml Gemüsebrühe

100 g Frischkäse

1 TL Zitronensaft

Salz

Pfeffer

Zubereitung:

1. Nudeln in Salzwasser ungefähr 10 Min. garen.
2. Inzwischen Zwiebeln schälen und fein hacken. Spargel waschen, Enden abschneiden und eventuell unterer Teil schälen.
3. Lachsfilets würfeln.
4. Olivenöl erhitzen, Zwiebeln dazugeben und glasig dünsten, dann Spargeln beifügen. Für etwa 5 Min. das Gemüse dünsten, anschließend Lachs zugeben und kurz braten.
5. Gemüsebrühe zum Ablöschen verwenden und alles 5 Min. weiter kochen.
6. Frischkäse in die Sauce geben, mit Salz, Pfeffer und Zitronensaft abschmecken.
7. Abschließend Nudeln zur Sauce geben und alles vermengen, dann servieren.

Lammcurry mit leckeren Möhren und Quitten

Nährstoffe:

- Lamm für Vitamin E, B und Magnesium und Kalzium
- Karotten für Vitamin A, Magnesium und Kalzium
- Quitten für Eisen, Zink, Kalzium, Kupfer und Vitamin C

Zutaten:

2 Karotten

2 Zwiebeln

1 Knoblauchzehe

1 Quitte

1 TL Tomatenmark

250 g Lammgulasch

2 EL Rosinen

2 EL gehackte Petersilie

1 Prise Zimt

1 TL Currypulver

2 EL Rapsöl

Salz

Pfeffer

Zubereitung:

1. Karotten waschen, schälen und würfeln. Auch Zwiebeln und Knoblauch schälen und grob hacken.
2. Quitte waschen und den Pelz abreiben. Anschließend vierteln, Kerngehäuse entfernen und würfeln.
3. 1 EL Rapsöl in Pfanne erhitzen, Zwiebeln und Knoblauch kräftig anbraten. Danach mit Tomatenmark, Curry und Zimt würzen.
4. Nun das Fleisch zugeben, würzen und anbraten.
5. Abschließend Karotten, Quitten und Rosinen zugeben, alles zugedeckt bei geringer Hitze mit etwas Wasser für 45 Min. schmoren. 150 ml Wasser nachgießen, sobald keine Flüssigkeit mehr vorhanden ist.
6. Vor dem Servieren mit Curry abschmecken und Petersilie darüber verteilen.

Tofu mit asiatischem Spinatsalat

Nährstoffe:

- Tofu für Eisen, Kalzium, Magnesium, Kupfer und B-Vitamine
- Spinat für Vitamin C, A, B, Kalzium, Magnesium, Eisen und Kalium
- Sesam für Eisen, Kalzium, Vitamin E, B1, B2 und B6

Zutaten:

200 g Tofu

300 g Babyspinat

200 g Spargel

2 TL Mehl

2 Eier

6 EL Sesamsamen

6 EL Rapsöl

1 Limette

Etwas Ingwer

6 TL Sojasauce

1 TL Currypulver

Salz

Pfeffer

Zubereitung:

1. Tofu mit Küchentuch abtupfen, in 3 dünne Scheiben schneiden und in der Diagonalen halbieren. 4 TL Sojasauce darüber geben, dann 10 Min. ziehen lassen.
2. Spinat waschen und abtropfen lassen, danach Spargel schälen und hobeln.
3. Mehl, Currypulver, verschlagenes Ei und Sesam mischen und den Tofu darin wenden.
4. 2 EL Rapsöl erhitzen und Tofu bei mittlerer Hitze beidseitig goldbraun braten.
5. Limetten auspressen und Saft mit 4 EL Rapsöl sowie 2 EL Sojasauce mischen.
6. Ein 2 cm Stück Ingwer schälen, fein hacken, würzen und dem Dressing beifügen.
7. Spinat und Spargel mit dem Dressing mischen, dann den Tofu darauf anrichten.

Süßes Curry-Puten-geschnetzeltes mit Aprikosen

Nährstoffe:

- Aprikosen für Kalium, Eisen, Kalzium, Vitamin A, B1, B2 und C
- Hühnchen für Vitamin B1, B2, B3, B6, B12, Eisen und Zink
- Orangen für Vitamin C, B1, B2 und B6

Zutaten:

250 g Möhren

1 Zwiebel

250 g Putenschnitzel

1 EL Currypulver

1 TL Mehl

1 TL Rapsöl

100 ml Orangensaft

4 Aprikosen

75 g saure Sahne

Pfeffer

Salz

Zubereitung:

1. Möhren schälen und in Scheiben hobeln. Danach Zwiebeln schälen und in kleine Würfel schneiden.
2. Fleisch in fingerbreite Streifen schneiden und mit Currypulver, Mehl, 1/2 TL Salz und ein wenig Pfeffer vermengen.
3. Rapsöl in einer Pfanne erhitzen, Puten-geschnetzeltes darin scharf anbraten.
4. Anschließend Zwiebeln, Orangensaft, Möhren und etwas Wasser dazugeben. Alles aufkochen und dann für ungefähr 15 Min. dünsten.
5. In der Zwischenzeit Aprikosen waschen, ent-kernen und in grobe Würfel schneiden.
6. Zuletzt Aprikosen zum Putengeschnetzeltem geben und mit saurer Sahne, Pfeffer und Salz abschmecken, dann servieren.

Hackfleisch-Bulgur-Pfanne mit Cashews

Nährstoffe:

- Bulgur für Vitamin E, B, Magnesium und Kalzium
- Cashewkerne für Eisen, Magnesium, Zink und B-Vitamine
- Spinat für Vitamin C, A, B, Kalzium, Magnesium, Eisen und Kalium

Zutaten:

100 g Bulgur-Reis

500 g frischer Blattspinat

1 Knoblauchzehe

1 Zwiebel

2 EL Cashewkerne

2 EL Rapsöl

100 g Rinderhackfleisch

Salz

Pfeffer

Zubereitung:

1. Bulgur in 200 ml gesalzenem Wasser für 10 Min. kochen, dann 5 Min. quellen lassen.
2. Inzwischen Spinat waschen, Stiele entfernen und 100 g beiseite stellen. Restliche Blätter in fingerdicke Streifen schneiden.
3. Knoblauch und Zwiebeln schälen, dann hacken. Auch Cashewkerne grob hacken.
4. Rapsöl erhitzen und Cashews, Hackfleisch, Zwiebeln und Knoblauch unter ständigem Rühren anbraten. Mit Salz und Pfeffer abschmecken.
5. Gehackten Spinat beifügen und zugedeckt zusammen-fallen lassen.
6. Anschließend Bulgur und beiseite gelegte Spinatblätter zugeben, alles vermengen, nochmals salzen und pfeffern, danach servieren.

Geschmackvoller Birnen-Pastinaken-Salat mit Bergkäse

Nährstoffe:

- Bergkäse für Vitamin A, B1, B2, B3, B12, D, Kalzium und Jod
- Birnen für Vitamin A, B, C, Kalzium und Magnesium
- Pastinaken für Vitamin B9, C, E und Kalium

Zutaten:

80 g Feldsalat

200 g Pastinaken

1 Zitrone

2 TL Kürbiskernöl

1 EL Rapsöl

1 TL Honig

1 Birne

50 g Bergkäse ohne Rinde

Salz

Pfeffer

Zubereitung:

1. Salat waschen und Wurzeln entfernen.
2. Pastinaken schälen, putzen und in Würfel schneiden.
3. Zitrone auspressen und 1 EL davon mit Salz, Pfeffer und Kürbiskernöl zu Dressing verrühren.
4. Rapsöl erhitzen, Pastinaken 5 Min. dünsten, dann mit Honig beträufeln und würzen.
5. Birne waschen, rüsten und Fruchtfleisch in Würfel schneiden.
6. Salat, Pastinaken und Birne mit Dressing mischen, Bergkäse darauf anrichten und servieren.

Vitaminreicher Gemüsequiche mit Bärlauchfrischkäse

Nährstoffe:

- Eier für Vitamin D, B12, Kalzium, Zink und Eisen
- Käse und Quark für Vitamin A, B1, B2, B3, B12, D, Kalzium und Jod
- Zuckerschoten für Vitamin A, B1, B2, C, E, Eisen und Kalium

Zutaten:

Blätterteig für 28 cm Form

3 Eier

200 g Bärlauchfrischkäse

200 g Magerquark

200 g junge Möhren

200 g Zuckerschoten

200 g Spargel

1 TL schwarzer Sesam

Muskatnuss

Pfeffer

Salz

Zubereitung:

1. Blätterteig in eingefettete und mit Mehl bestäubte Quicheform geben. Bei 220 Grad für 10 Min. vorbacken und dann Hitze auf 200 Grad einstellen.
2. Zwischenzeitlich Möhren schälen und in dünne Streifen hobeln, dann Zuckerschoten waschen.
3. Spargeln schälen, Enden entfernen und quer halbieren.
4. Nun Eier trennen und den Frischkäse sowie den Quark mit dem Eigelb cremig rühren. Anschließend mit Muskat, Pfeffer und Salz würzen.
5. Eiweiß steif schlagen und unter die restliche Masse ziehen.
6. Gemüse auf dem Teig verteilen, die Masse darauf füllen und alles mit Sesam bestreuen.
7. Zum Schluss für 35 bis 40 Min. bei 200 Grad backen.

Magenmildernde Suppe mit Senf und Pastinaken

Nährstoffe:

- Pastinaken für Vitamin B9, C, E und Kalium
- Walnusskerne für Zink, Magnesium, Eisen, Kalzium und B-Vitamine
- Sellerie für Vitamin A, C, D, B1, B2, B6, Kalzium, Magnesium und Eisen

Zutaten:

250 g Pastinaken

1 Stück Sellerieknolle

1 EL Rapsöl

500 ml Gemüsebrühe

30 g Walnusskerne

1 EL Sahne

1 EL Dijonsenf

1 EL grober Senf

Einige Basilikumblätter

Pfeffer

Salz

Zubereitung:

1. Sellerie und Pastinaken waschen, schälen und würfeln.
2. Rapsöl erhitzen und Gemüsewürfel im Topf 2 Min. andünsten. Danach mit Gemüsebrühe ablöschen, Walnusskerne dazugeben und für 10 bis 15 Min. zugedeckt garen lassen.
3. In der Zwischenzeit Basilikum waschen und fein hacken.
4. Anschließend Gemüse und Kerne pürieren, dann mit Sahne, Senf, Salz und Pfeffer abschmecken.
5. Inhalt nochmals aufkochen, danach anrichten und frisch gehackter Basilikum zugeben.

Würziges Hackfleisch in Paprika

Nährstoffe:

- Paprika für Vitamin A, B und C
- Rind für Eisen, Zink und Vitamin B12
- Tomate für Vitamin C, B1, B2, B6 und Kalium

Zutaten:

2 rote Paprikaschoten

300 g Rinderhackfleisch

1 Zwiebel

1 Knoblauchzehe

1 Zweig Thymian

1 Zweig Majoran

1/2 altbacken Brötchen

150 ml Gemüsebrühe

1 kleine Dose Tomatenmark

1 Tomate

Paprikapulver

Rapsöl

Salz

Pfeffer

Zubereitung:

1. Ofen bei Ober- und Unterhitze auf 180 Grad vorheizen.
2. Paprikaschoten waschen, Deckel abschneiden und daraus Stunk sowie restliches Kerngehäuse entfernen.
3. Majoran und Thymian waschen, trocknen und Blättchen abzupfen.
4. Knoblauchzehe und Zwiebel schälen, fein hacken und in einem Topf mit etwas Rapsöl glasig dünsten.
5. Brötchen in warmem Wasser einweichen, dann ausdrücken und zum Hackfleisch geben. Anschließend Zwiebeln, Knoblauch, Thymian, Majoran, Paprikapulver, Salz und Pfeffer zum Fleisch mischen.
6. Nun Hackfleisch in die vorbereiteten Paprikaschoten füllen, dann Deckel darauf setzen.
7. Tomate waschen und klein würfeln, dann mit Gemüsebrühe, Tomatenmark, etwas Salz und Pfeffer vermengen.
8. Anschließend Tomaten-Gemüsebrühe in eine Auflauf-form gießen, gefüllte Paprika hinein legen und für 50 Min. im Ofen schmoren lassen.

Curry-Hähnchen mit Kichererbsen

Nährstoffe:

- Hähnchen für Vitamin B1, B2, B3, B6, B12, Eisen und Zink
- Kichererbsen für Eisen, Kalzium, Magnesium, Vitamin A, B, C und E
- Linsen für Vitamin B, E, Eisen, Zink, Kupfer und Magnesium

Zutaten:

2 Hähnchenbrustfilets

1 kleine Dose Kichererbsen

100 g rote, getrocknete Linsen

1 rote Paprikaschote

2 Tomaten

1 Zwiebel

2 Knoblauchzehen

250 ml Kokosmilch

100 ml Milch

1/2 EL Currypulver

1 Prise Kurkuma

1/2 TL Chilipulver

Salz

Rapsöl

Zubereitung:

1. Linsen waschen, 1 Std. in warmem Wasser einweichen und dann mit Kichererbsen abtropfen lassen.
2. Backofen bei Ober- und Unterhitze auf 160 Grad vorheizen.
3. Paprikaschote und Tomaten waschen, entkernen und in kleine Stücke schneiden.
4. Zwiebeln und Knoblauch schälen, fein hacken und in etwas Rapsöl glasig andünsten. Dann Paprika beigeben und weiterbraten. Im Anschluss auch Tomaten, Salz, Kurkuma und Chilipulver zugeben und alles in eine Auflaufform füllen.
5. Hähnchenbrustfilets grob würfeln und mit den Linsen sowie Kichererbsen in die Auflaufform füllen.
6. Abschließend Kokosmilch und Currypaste beimischen, Auflaufform abdecken und für 2 Std. im Backofen garen. Gelegentlich umrühren und bei Bedarf etwas Milch zugeben.

Frühstück

für einen guten Start in den Tag

Käse-Omelette mit frischen Kräuter

Nährstoffe:

- Petersilie und Schnittlauch für Vitamin C, A, B9, E, Eisen und Kalzium
- Ei für Vitamin D, B12, Kalzium, Zink und Eisen
- Kartoffeln für Magnesium, Eisen, Vitamin B1, B2 und C

Zutaten:

2 Kartoffeln

4 EL Rapsöl

4 Eier

2 EL gehackte Petersilie

2 EL gehackter Schnittlauch

40 g Parmesan

2 EL Mandeln

Pfeffer

Salz

Zubereitung:

1. Kartoffeln waschen, schälen, würfeln und in 2 EL Rapsöl knusprig braten.
2. Eier aufschlagen mit frisch gehackten Kräutern, Salz Pfeffer und geriebenem Parmesan verquirlen.
3. Mandeln grob hacken und unter die Masse mischen.
4. 2 EL Rapsöl in Pfanne mit Kartoffeln geben und Masse darüber gießen.
5. Omelette auf jeder Seite für 3 Min. braten und servieren.

Leckerer Brotaufstrich mit Ziegenfrischkäse und Feigen

Nährstoffe:

- Rapsöl für Vitamin E und Omega-3-Fettsäure
- Ziegenfrischkäse für Omega-3-Fettsäure, Kalzium, Zink, Vitamin A, D, B2 und B12
- Feigen für Kalzium, Magnesium, Eisen, Vitamin A und B

Zutaten:

250 g Ziegenfrischkäse aus hitzebehandelter Milch

2 frische Feigen

1 TL Honig

2 EL Rapsöl

1 Orange

Etwas Basilikum

Salz

Pfeffer

Zubereitung:

1. Feigen waschen, Stiele entfernen und in Würfel schneiden.
2. Basilikumblätter waschen, trocknen und in Streifen schneiden.
3. Abschließend Basilikum, Feigen, Honig, Rapsöl und 2 EL frisch gepresster Orangensaft mischen. Bei Bedarf mit Salz und Pfeffer abschmecken.
4. Brotaufstrich hält sich in gut verschlossenem Behälter 1 Woche im Kühlschrank.

Zwetschgenmus gegen Morgenübelkeit

Nährstoffe:

- Zwetschgen für Kalzium, Eisen, Magnesium, Zink, Kalium, Vitamin A, C, E und B
- Ingwer für Vitamin C, Magnesium, Eisen, Kalzium und Phosphor
- Orange für Vitamin C, B1, B2 und B6

Zutaten:

2 kg Zwetschgen

1 TL Zimt

1 Stück Ingwer

1/2 TL Gewürznelke

1 Orange

Zubereitung:

1. Backofen auf 140 Grad vorheizen, in der Zwischenzeit Zwetschgen waschen, halbieren, entkernen und ein wenig pürieren.
2. Zwetschgen in Bräter schichten und 1,5 Std. offen im Backofen garen, dabei alle 30 Min. umrühren.
3. Nun Ingwer schälen und durch Knoblauchpresse in Mus drücken. Orange waschen, Schale abreiben und Saft auspressen, beides zum Mus geben.
4. Noch einmal für 30 Min. garen, danach mit Zimt und Nelken abschmecken.

Energiespendendes Hafer-Hirse-Müsli

Nährstoffe:

- Hafer für Vitamin B1, B2, B6, E, Kalzium, Eisen, Kupfer, Zink und Magnesium
- Hirse für Zink, Magnesium, Kalzium, Vitamin B1 und B5
- Sesam für Eisen, Kalzium, Vitamin E, B1, B2 und B6

Zutaten:

6 EL Hirseflocken

6 EL Haferflocken

3 EL Sesamsaat

2 Äpfel

300 g Naturjoghurt

1 EL Honig

3 EL getrocknete Cranberrys

Zubereitung:

1. Hirseflocken, Sesam und Haferflocken vermengen.
2. Äpfel waschen, entkernen und in Würfel schneiden.
3. Joghurt und Honig vermengen und auf zwei Schälchen verteilen.
4. Danach Äpfel und Müsli in Schälchen geben, mit Cranberrys bestreuen und servieren.

Puten-Pesto-Sandwich

Nährstoffe:

- Hühnchen für Vitamin B1, B2, B3, B6, B12, Eisen und Zink
- Paprika für Vitamin A, B und C
- Vollkornbrötchen für Vitamin B2, B6, B9, Zink und Magnesium

Zutaten:

1 Paprikaschote

Etwas Babyspinat

2 Vollkornbrötchen

4 EL Pesto

6 Scheiben Putenbrust

4 Basilikumblätter

Zubereitung:

1. Paprikaschote waschen und in Streifen schneiden, dann Spinat waschen.
2. Vollkornbrötchen aufschneiden und mit Pesto bestreichen.
3. Danach Spinat, Putenbrust, Paprikastreifen und Basilikum verteilen.

Leicht gemachter Wrap mit Schafskäse und Avocado

Nährstoffe:

- Käse für Omega-3-Fettsäure, Kalzium, Zink, Vitamin A, D, B2 und B12
- Avocado für Omega-3-Fettsäure, Vitamin C, B, E, Kupfer und Magnesium
- Tomate für Vitamin C, B1, B2, B6 und Kalium

Zutaten:

1 Avocado

1 Tomate

1 Karotte

50 g Feldsalat

1 Bund Schnittlauch

100 g Frischkäse

60 g Schafskäse aus hitzebehandelter Milch

2 Vollkorn-Tortillas

Salz

Pfeffer

Zubereitung:

1. Zunächst Avocado halbieren, entfernen, Fruchtfleisch entnehmen und in Streifen schneiden.
2. Tomate waschen, Strunk entfernen und in Scheiben schneiden. Danach Karotten schälen und grob raspeln.
3. Schnittlauch waschen, hacken und zum Frischkäse geben. Anschließend mit Salz und Pfeffer abschmecken.
4. Feldsalat waschen und Schafskäse in Scheiben schneiden.
5. Vollkorn-Tortillas mit Frischkäse bestreichen, danach Gemüse und Käse darauf verteilen. Fladen zusammenrollen und servieren.

Nachspeisen

als Nervennahrung

Leckerer Beerenschmarren

Nährstoffe:

- Beeren für Vitamin B, C, Kalzium, Magnesium und Eisen
- Eier für Vitamin D, B12, Kalzium, Zink und Eisen
- Dinkelmehl für Vitamin B2, B6, B9, Zink und Magnesium

Zutaten:

200 g Heidelbeeren

200 g Brombeeren

2 große Eier

150 g Dinkelmehl

1 Päckchen Vanillezucker

300 g Joghurt

2 EL Rapsöl

Etwas Puderzucker

Salz

Zubereitung:

1. Beeren waschen und verlesen.
2. Eier trennen, dann das Eiweiß mit einer Prise Salz steif schlagen. Das Eigelb mit Dinkelmehl, Joghurt und Vanillezucker cremig rühren.
3. Vorsichtig Eischnee in Creme geben, danach Heidelbeeren beifügen.
4. In einer Pfanne Rapsöl erhitzen, Teig hinein gießen und bei mittlerer Hitze 5 Min. stocken lassen. Pfannkuchen mit zwei Gabeln zerreißen und fertig braten.
5. Brombeeren für die letzten 2 Min. darauf legen, Gericht mit Puderzucker bestäuben und servieren.

Kleiner Käsekuchen mit Heidelbeeren

Nährstoffe:

- Walnüsse für Zink, Magnesium, Eisen, Kalzium und B-Vitamine
- Joghurt und Quark für Vitamin B3, B12 und Kalzium
- Zitrone für Vitamin B, C, Kalzium, Eisen, Magnesium und Kalium

Zutaten:

2 Scheiben Vollkornzwieback

200 g Heidelbeeren

30 g Walnüsse

1 EL Margarine

150 g Joghurt

1 EL Rapsöl

1 TL Honig

2 EL Agavendicksaft

1 Beutel Kaltgelatine

1 Bio-Zitrone

300 g Magerquark

Zubereitung:

1. Walnüsse und Zwieback zerkleinern und mit geschmolzener Margarine sowie Honig mischen.
2. Die Masse am Boden einer Springform verteilen und andrücken.
3. Beeren verlesen und waschen.
4. Joghurt, Quark, Rapsöl, Dicksaft und ein wenig Zitronenschale cremig rühren, dann Kaltgelatine beifügen.
5. Großteil der Heidelbeeren unter die Creme ziehen und alles auf dem Boden verstreichen.
6. Restliche Beeren als Dekoration verwenden, den Kuchen 1 Std. in den Kühlschrank stellen und servieren.

Eiweißreiches Rhabarber-Tiramisu

Nährstoffe:

- Rhabarber für Vitamin B1, B2, Kalzium, Eisen und Magnesium
- Traubensaft für Vitamin A, E, C, B, Kalzium, Magnesium und Eisen
- Joghurt und Quark für Vitamin B3, B12 und Kalzium

Zutaten:

500 g Rhabarber

250 ml roter Traubensaft

50 g Zucker

200 g Magerquark

150 g Joghurt

80 g Löffelbiskuits

Zimt

1 Päckchen Vanillezucker

Zubereitung:

1. Rhabarber waschen, dann Enden abschneiden und in 2 cm lange Stücke schneiden.
2. Traubensaft und Zucker in einem Topf aufkochen, dann Rhabarber beifügen und 10 Min. dünsten. Anschließend abkühlen lassen.
3. Quark, Vanillezucker, Zimt und Joghurt verrühren, bis glatte Creme entsteht.
4. Zwei Schälchen mit ein wenig Löffelbiskuits auslegen, etwas Rhabarber verteilen und darauf ein bisschen Quarkmasse legen. Auf diese Weise weiter schichten und mit Quark abschließen.
5. Zimt darüber streuen, 30 Min. in den Kühlschrank legen und dann servieren.

Dinkel-Muffins mit Walnüssen

Nährstoffe:

- Rote Bete für Vitamin A, C, B, Jod, Kalzium, Magnesium und Eisen
- Walnüsse für Zink, Magnesium, Eisen, Kalzium und B-Vitamine
- Apfelsaft für Vitamin A, B1, B2, B6, C und E

Zutaten:

125 g rote Bete

9 Walnusshälften

125 g Dinkelmehl

1 Ei

75 ml Apfelsaft

50 g Joghurt

50 ml Rapsöl

50 g Rohrzucker

1,5 TL Backpulver

1 Prise Salz

Zubereitung:

1. Backofen auf 190 Grad vorheizen und Muffinblech ausfetten.
2. Rote Bete schälen und fein raspeln, dann Walnüsse hacken.
3. Ei verquirlen und mit Apfelsaft, Joghurt, Rohrzucker und Rapsöl mischen.
4. In einer separaten Schüssel Mehl, Salz und Backpulver mischen.
5. Alles miteinander vermengen und danach Rote Bete und Walnüsse beifügen.
6. Masse in Förmchen füllen und 30 Min. backen.

Beeren-Crumble mit Vanillesauce

Nährstoffe:

- Beeren für Vitamin A, B, C, Kalzium, Magnesium und Kalium
- Mandeln für Vitamin B2, E, Magnesium und ungesättigte Fettsäuren
- Vollkornmehl für Vitamin B2, B6, B9, Zink und Magnesium

Zutaten:

350 g Beeren

70 g Vollkornmehl

20 g gehobelte Mandeln

40 g Rohrzucker

40 g Butter

150 g Naturjoghurt

1 Päckchen Vanillezucker

1 Prise Salz

Zubereitung:

1. Backofen auf 200 Grad oder 180 Grad Umluft vorheizen.
2. Beeren auftauen oder waschen und in Auflaufform geben.
3. Mandeln, Mehl, Zucker, Butter und Salz zu Streusel verarbeiten, dann über Beeren geben und für 30 Min. backen.
4. In der Zwischenzeit Joghurt mit Vanillezucker vermengen. Dann Crumble mit Vanillesauce anrichten und servieren.

Fruchtiger Obstsalat mit Kokosflocken

Nährstoffe:

- Nüsse für Vitamin B, E, Magnesium, Eisen und Kalium
- Papaya und Mango für Vitamin A, C, Kalzium, Eisen und Kalium
- Kokosflocken für Vitamin C, B, E, Kalzium, Kalium und Magnesium

Zutaten:

100 g Ananas

100 g Mango

100 g Papaya

1 Banane

2 EL Nüsse

1 EL Kokosflocken

1 Orange

1 EL Sanddornkonzentrat (Reformhaus)

Zubereitung:

1. Früchte waschen und in kleine Stücke schneiden.
2. Nüsse grob hacken, dann mit Kokosflocken in einer Pfanne anrösten.
3. Orange auspressen und 2 EL Orangensaft mit Früchten, Nüssen, Kokosflocken und Sanddornkonzentrat vermengen. Anschließend in eine Schale legen und servieren.

Luftige Mohn-Creme mit Aprikosen-Sauce

Nährstoffe:

- Aprikose für Kalium, Eisen, Kalzium, Vitamin A, B1, B2 und C
- Mohn für Vitamin B1, Zink, Eisen, Kalzium und Magnesium
- Apfelsaft für Vitamin A, B1, B2, B6, C und E

Zutaten:

200 g Aprikosen

50 ml Apfelsaft

1 Päckchen Vanillezucker

200 g Speisequark

150 g Joghurt

1 EL Honig

1 EL Bio-Mohnsamen

Zubereitung:

1. Aprikosen waschen, halbieren und Kerne entfernen. Eine Aprikose beiseite legen, restliche Früchte zu Würfel verarbeiten und mit Apfelsaft pürieren. Anschließend mit Vanillezucker abschmecken.
2. Speisequark, Joghurt, Honig und gut gewaschener Mohn mischen.
3. Aprikosen-Sauce und Mohn-Creme schichtweise in Gläschen füllen.
4. Beiseitegelegte Aprikose in kleine Stücke schneiden und über die letzte Schicht Mohn-Creme verteilen.

Süße Honig-Nuss-Bananen

Nährstoffe:

- Honig für Kalzium, Eisen, Zink, Kupfer und Vitamin C
- Walnüsse für Zink, Magnesium, Eisen, Kalzium und B-Vitamine
- Banane für Eisen, Kalium, Magnesium, Kalzium, Zink, Vitamin A und B

Zutaten:

4 Walnusskerne

1 EL Butter

1 TL Honig

2 Bananen

Zubereitung:

1. Butter in kleiner Pfanne zerlaufen lassen, dann Walnüsse und Honig beifügen und karamellisieren lassen.
2. Banane schälen und längs halbieren.
3. Abschließend Banane auf Teller geben und mit Walnuss-Honig-Mischung bestreuen.

Erfrischende Apfel-Quarkcreme

Nährstoffe:

- Quark für Vitamin B3, B12 und Kalzium
- Hirse für Zink, Magnesium, Kalzium, Vitamin B1 und B5
- Äpfel für Vitamin A, B1, B2, B6, C und E

Zutaten:

200 g Quark

150 g Joghurt

1 Zitrone

1 Päckchen Vanillezucker

2 Äpfel

50 g Hirseflocken

2 EL Rosinen

Zubereitung:

1. Quark, Joghurt, Zitronensaft und Vanillezucker vermengen.
2. Äpfel waschen, entkernen, raspeln und mit dem Quark vermengen, dann in 2 Schälchen geben.
3. Danach Hirseflocken und Rosinen darüber streuen und servieren.

Beeren-Quark-Creme mit Keksen

Nährstoffe:

- Beeren für Vitamin A, B, C, Kalzium, Magnesium und Kalium
- Hafervollkornkekse für Vitamin B1, B2, B6, E, Kalzium, Eisen, Kupfer, Zink und Magnesium
- Honig für Kalzium, Eisen, Zink, Kupfer und Vitamin C

Zutaten:

150 g Quark

150 g Joghurt

1 EL Honig

1 Prise Zimt

300 g Beeren

6 Hafervollkornkekse

Zubereitung:

1. Joghurt und Quark mischen und mit Honig sowie Zimt abschmecken.
2. Beeren auftauen oder waschen.
3. Kekse in kleine Stücke zerdrücken.
4. Danach 2 Gläschen schichtweise mit Keksen, Beeren und Quark-Creme füllen. Dabei mit Keksen beginnen und aufhören.

Zwischenmahlzeiten

für den kleinen Hunger zwischendurch

Kalorienarme Rohkost mit Kräuterdip

Nährstoffe:

- Sellerie für Vitamin A, C, D, B1, B2, B6, Kalzium, Magnesium und Eisen
- Paprika für Vitamin A, B und C
- Karotten für Vitamin A, Magnesium und Kalzium

Zutaten:

200 g Stangensellerie

2 Karotten

1/2 Salatgurke

1 Spitzpaprikaschote

150 g Quark

150 g Naturjoghurt

1 Bund Schnittlauch

1/2 Bund Blattpetersilie

1 kleine Zitrone

1 TL Honig

Jodsalz

Pfeffer

Zubereitung:

1. Stangensellerie, Salatgurke, Karotten sowie Spitzpaprikaschote waschen und in Streifen schneiden.
2. Kräuter waschen, trocknen und fein hacken, dann mit Joghurt und Quark mischen.
3. Kräuterdip mit Honig, Salz, Pfeffer und 1 TL frisch gepresstem Zitronensaft abschmecken.

Vollkornbrot mit mediterranem Aufstrich

Nährstoffe:

- Schafskäse für Omega-3-Fettsäure, Kalzium, Zink, Vitamin A, D, B2 und B12
- Tomaten für Vitamin C, B1, B2, B6 und Kalium
- Oliven für Vitamin A, B1, B2, B6, C, E, Eisen, Magnesium, Zink, Kalzium und Natrium

Zutaten:

1 Packung Schafskäse aus hitzebehandelter Milch

8 getrocknete Tomatenstücke

8 schwarze Oliven

2 EL Tomatenmark

2 TL Basilikum

Etwas Olivenöl

2 Knoblauchzehen

Salz

Pfeffer

2 Scheiben Vollkornbrot

Zubereitung:

1. Getrocknete Tomaten in heißem Wasser einweichen. Knoblauchzehen schälen und klein hacken.
2. Danach alle Zutaten vermengen und Olivenöl dazugeben, bis eine leicht zu streichende Masse entsteht.
3. Zum Schluss salzen und pfeffern, dann auf Brotscheiben verteilen und servieren.

Vitaminreicher Fruchtsalat mit Nüssen

Nährstoffe:

- Kiwi für Vitamin C, E, B, Magnesium, Phosphor, Kalzium und Eisen
- Mandeln für Vitamin B2, E, Magnesium und ungesättigte Fettsäuren
- Beeren für Vitamin A, B, C, Kalzium, Magnesium und Kalium

Zutaten:

200 g Erdbeeren

50 g Heidelbeeren

1 Kiwi

1 Banane

2 EL gehackte Mandeln

Zitronenmelisse

Zubereitung:

1. Heidelbeeren und Erdbeeren waschen, abtropfen lassen und Erdbeeren in mundgerechte Stücke schneiden.
2. Banane und Kiwi schälen und in kleine Scheiben schneiden.
3. Nun alle Früchte in 2 Schälchen verteilen.
4. Mandeln hacken und gemeinsam mit Zitronenmelisse auf den Fruchtsalat geben.

Knusprige Bruschetta mit Knoblauch-Tomaten

Nährstoffe:

- Tomate für Vitamin C, B1, B2, B6 und Kalium
- Knoblauch für Vitamin B1, B6, C, Kupfer, Eisen und Mangan
- Olivenöl für Vitamin A, E, Kalzium, Magnesium und Eisen

Zutaten:

3 Fleischtomaten

1 Knoblauchzehe

2 EL Olivenöl

1 Ciabatta

Salz

Pfeffer

Zubereitung:

1. Tomaten waschen, Strunk entfernen und in Würfel schneiden. Knoblauch klein hacken und dazu geben.
2. Knoblauch-Tomaten mit Olivenöl mischen, salzen, pfeffern und dann 2 Std. in den Kühlschrank legen.
3. Backofen auf 180 Grad vorheizen.
4. Dann Ciabatta in fingerdicke Scheiben schneiden, mit etwas Olivenöl beträufeln und ungefähr 6 Min. backen.
5. Zum Schluss Ciabatta-Scheiben mit Knoblauch-Tomaten belegen und servieren.

Exotisches Melonen-Müsli

Nährstoffe:

- Zuckermelone und Papaya für Vitamin A, C, Kalzium, Eisen und Kalium
- Mandeln für Vitamin B2, E, Magnesium und ungesättigte Fettsäuren
- Haferflocken für Vitamin B1, B2, B6, E, Kalzium, Eisen, Kupfer, Zink und Magnesium

Zutaten:

1 Zuckermelone

1 Papaya

2 EL Honig

1 EL Limettensaft

80 g gehackte Mandeln

70 g Haferflocken

40 g Sesam

1 EL Rapsöl

Zubereitung:

1. Backofen auf 180 Grad vorheizen.
2. Mandeln, Haferflocken, Sesam, 1 EL Honig und Rapsöl in eine Schüssel geben und vermengen.
3. Danach auf ein Backpapier legen und 20 Min. backen.
4. Inzwischen Papaya halbieren, entkernen, schälen und zu mundgerechten Stücken verarbeiten. Zuckermelone halbieren und eine Hälfte beiseite legen. Nun andere Hälfte entkernen und klein würfeln.
5. Andere Melonen-Hälfte auch entkernen und in kleine Stücke schneiden, anschließend mit 1 EL Honig und Limettensaft pürieren. Bei Bedarf süßen oder mehr Saft dazu geben.
6. Zum Schluss Papaya- und Zuckermelonen-Stücke mit dem Melonenpüree marinieren, dann mit gebackenem Crunchy bestreuen und servieren

Knusprige Nuss-Kernmischung

Nährstoffe:

- Sonnenblumenkerne für Vitamin A, E, D, B, Eisen, Kalzium, Zink und Magnesium
- Cashews für Eisen, Magnesium, Zink und B-Vitamine
- Müsli für Vitamin E, B, C, Natrium, Magnesium, Kupfer und Kalium

Zutaten:

2 TL Kümmelsamen

2 TL Koriandersamen

400 g Müsli nach Wahl

2 EL Cashewnüsse

2 EL Haselnüsse

2 EL Kürbiskerne

2 EL Sonnenblumenkerne

2 EL getrocknete Preiselbeeren

2 EL getrocknete Aprikosen

2 EL Olivenöl

Pfeffer

Paprikapulver

Zubereitung:

1. Backofen auf 180 Grad vorheizen.
2. Kümmel, Koriander, Pfeffer und Paprikapulver schwach rösten und dann im Mörser zerreiben.
3. Aprikosen in kleine Stücke schneiden, mit Müsli, Gewürzen, Nüssen und Preiselbeeren mischen.
4. Danach alles auf ein Backpapier legen und 20 Min. im Backofen rösten.
5. Anschließend abkühlen lassen und servieren. Reste in luftdicht verschlossenen Behältnis aufbewahren.

Getränke

auf nichts verzichten

Smoothie mit Heidelbeeren und Nüssen

Nährstoffe:

- Walnüsse für Zink, Magnesium, Eisen, Kalzium und B-Vitamine
- Heidelbeeren für Vitamin A, C, E, Eisen, Kalzium und Magnesium

Zutaten:

4 Walnüsse

300 g Heidelbeere

2 EL Haferflocken

8 EL Vanillejoghurt

1 Orange

2 TL Honig

Zubereitung:

1. Walnüsse grob hacken.
2. Heidelbeeren waschen und mit Joghurt, Haferflocken, Honig und den Walnüssen mischen. Danach Orange auspressen und 4 EL Orangensaft beifügen.
3. Alles in den Mixer geben, gut mixen und in zwei Gläser verteilen.

Alkoholfreier Tomaten-Paprika-Cocktail

Nährstoffe:

- Tomate für Vitamin C, B1, B2, B6 und Kalium
- Paprika für Vitamin A, B und C
- Limette für Vitamin B, C, Kalzium, Eisen, Magnesium und Kalium

Zutaten:

400 g rote Paprikaschoten

320 g Tomaten

1 Limette

Einige Eiswürfel

1/2 Bund Petersilie

Zubereitung:

1. Paprikaschoten waschen, entkernen und in grobe Stücke schneiden. Tomaten waschen, Strunk entfernen und achteln.
2. Limette waschen, trocknen und halbieren. Eine Hälfte in Spalten schneiden, andere auspressen.
3. Petersilie waschen, trocknen, einige Blättchen abzupfen und hacken.
4. Restliche Petersilie mit Paprikaschoten, Tomaten und Limettensaft entsaften.
5. Mocktail in Gläser füllen, einige Eiswürfel beifügen und mit restlichen Limetten sowie gehackter Petersilie garnieren.

Wärmender Traubensaft-Punsch

Nährstoffe:

- Traubensaft für Vitamin A, E, C, B, Kalzium, Magnesium und Eisen
- Orange für Vitamin C, B1, B2 und B6
- Apfel für Vitamin A, B1, B2, B6, C und E

Zutaten:

2 Orangen

1 Apfel

500 ml roter Traubensaft

100 ml Apfelsaft

1 EL brauner Zucker

1,5 Zimtstangen

2 Gewürznelken

Zubereitung:

1. Orangen auspressen und die Äpfel schälen, entkernen und in dünne Scheiben schneiden.
2. Nun Orangen- und Traubensaft, Äpfel, Zucker, Zimtstangen und Nelken in einen Topf geben und langsam erwärmen. In leicht erhitztem Wasser zugedeckt 10 Min. ziehen lassen.
3. Danach in Tassen abfüllen, bei Bedarf mit Zucker süßen und servieren.

Kokosnuss-Bananen-Mocktail

Nährstoffe:

- Banane für Eisen, Kalium, Magnesium, Kalzium, Zink, Vitamin A und B
- Zitrone für Vitamin B, C, Kalzium, Eisen, Magnesium und Kalium
- Kokoscreme für Vitamin C, B, E, Kalzium, Kalium und Magnesium

Zutaten:

100 g Kokoscreme

150 ml Wasser

2 Bananen

1 Zitrone

Zubereitung:

1. Kokoscreme mit Wasser verdünnen.
2. Danach Zitrone auspressen und 3 EL zur Kokoscreme geben.
3. Bananen schälen, pürieren und auch beimischen.
4. In zwei Gläser abfüllen und bei Bedarf mit gewünschter Limonade auffüllen.

Cremige Bananenmilch

Nährstoffe:

- Banane für Eisen, Kalium, Magnesium, Kalzium, Zink, Vitamin A und B
- Buttermilch für Vitamin B, C, D, E, Kalium, Kalzium, Magnesium und Zink
- Honig für Kalzium, Eisen, Zink, Kupfer und Vitamin C

Zutaten:

2 Bananen

400 g Buttermilch

1 EL Honig

Etwas Zimt

Zubereitung:

Bananen mit Buttermilch pürieren, dann mit Zimt und Honig abschmecken.

Weihnachtlicher Orangen-Chili-Punsch

Nährstoffe:

- Orange für Vitamin C, B1, B2 und B6

Zutaten:

500 ml Orangensaft

1/2 TL Orangenmarmelade

Tabasco

1 Bio-Orange

Zubereitung:

1. Orangensaft etwas erwärmen, dann Orangenmarmelade in heißen Saft einrühren.
2. Mit wenigen Spritzern Tabasco abschmecken, nochmals mischen und in vorgewärmte Tassen füllen.
3. Bio-Orange in dünne Scheiben schneiden und als Dekoration verwenden und servieren.

Impressum

1. Auflage

 Herausgeber, Lektorat und Cover: B.Badek, Carl-Isenmann-Straße 5, 77723 Gengenbach, Coverfoto: depositphotos.com.

Printed in Poland
by Amazon Fulfillment
Poland Sp. z o.o., Wrocław

73039438R00092